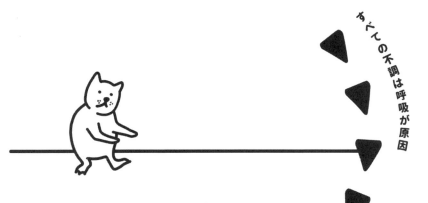

すべての不調は呼吸が原因

最強呼吸法

穩定情緒、提升免疫力，從呼吸中找回改變人生的關鍵！

本間生夫
李友君——譯

目次

第二章 關鍵不在氧氣而在二氧化碳
——優質呼吸和劣質呼吸……你連這種地方都有所誤解！

第五章 **解決呼吸煩惱的Q&A** 143

——氣喘、鼻塞、睡眠呼吸中止症、COPD、誤嚥性肺炎、咳嗽變異性哮喘

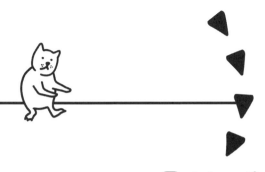

最強呼吸法

前言

老化始於呼吸。

請各位想一想，我們一分鐘呼吸空氣約十五次，一天約二萬次，一年約七百三十萬次。將空氣中的氧氣攝取到體內，燃燒養分，轉換成能量，片刻都不停歇。「呼吸」這件事會持續一輩子。

不過，並非所有人都以同樣的方式呼吸。雖然多半沒人注意到，但其中也有許多人呼吸淺短或呼吸紊亂，空氣進出的效率一路下滑。

當然，「劣質呼吸者」和「優質呼吸者」之間的差距會與日俱增。

也就是說，「呼吸的差距」會直接影響我們老化和衰退的速度。

而且，我們應當要記得，劣質呼吸的影響遠比各位腦中想像的程度還要大。

一旦呼吸變差，身心所有活動都會受限。畢竟沒有吸入足夠的空氣。要是空氣沒有吸進來，也就無法產生足夠的能量，代謝會下滑，各個臟器的功能將會低迷，變得容易疲倦，身體活動力會降低。

另外，呼吸與自律神經連動，假如呼吸變差，自律神經功能就會紊亂，罹患各種身體不適症候和疾病。而且，呼吸也會左右我們的情緒，要是呼吸不良，就容易招來不安、焦慮和其他負面情緒。

由此可知，就算說每天的身心不適都源自於呼吸也不為過。因此，平常呼吸的狀況就很糟糕的人，就會在不明所以的狀態下產生各種不適和疾病，因而更快老化，更快衰退。

還有，要是提早老化和衰退，當然也會影響壽命。可以說呼吸的好壞也會大幅影響我們的健康和壽命。

平常的「呼吸」是在「優質狀態」還是「劣質狀態」之下進行，將會對健康和壽命造成極大的差異。

呼吸比飲食還重要

然而，各位有想過自己是「優質呼吸」還是「劣質呼吸」嗎？或是曾經為了改善自己的呼吸，做過什麼護理或採取過什麼對策嗎？

恐怕這樣的人少之又少吧。或許在飲食方面會為了健康留意種種細節，但是，對於呼吸「既沒有絲毫留意，也沒有什麼對策」的人卻占絕大多數。

不過，這樣是不行的。

呼吸在某個意義上比飲食還重要。人類完全不吃不喝還可以活好幾天，但若呼吸停止，則短短幾分鐘就會因窒息而死。要是沒有不眠不休、時時呼吸空氣，我們就活不成了。

那麼，既然是「攸關生命存續的要事」，為什麼大家會不以為意，沒有做過護理和拿出對策呢？

想必是因為呼吸基本上是「無意識下被動進行的自動作業」吧。既然沒有上升到意識，就會覺得自主呼吸是理所當然，不會沒理由就想要「留意」或「改善」。

然而，那可是一個大陷阱。要是因為沒有上升到意識就置之不理，呼吸功能就會隨著年齡下滑，呼吸狀況就會一路惡化，就在連自己都沒發覺的時候，陷入身心日漸老化和衰退的困境。

呼吸功能在毫無所悉的情況下下滑，身心也在不知不覺之間愈益老化和衰退，各位不覺得相當恐怖嗎？

那到底該怎麼辦呢？

不知道答案的人意外地多，其實呼吸功能可以藉由反覆訓練來提升。就跟做了肌肉訓練後肌肉可以變得粗壯一樣，呼吸也能透過訓練強化。而且也不像肌肉訓練那麼辛苦，不費吹灰之力就能著手進行，無論幾歲都可以強化。

所以，我們應該每天紮實鍛鍊呼吸。只要鍛鍊呼吸器官，恢復空氣吸入呼出的能力，就會呈現出各種正面效應，像是「身體變好」、「不易疲勞」、「能夠輕鬆活動筋骨」和「情緒變得穩定」。

這就是呼吸讓身心返老還童的證據。我認為最有效的抗老方式莫過於培養呼吸力。只要趁年輕時反覆做呼吸訓練，也就足以防止呼吸器官衰退，暫緩老化的進行。

這種「藉由提升呼吸功能恢復身心健康的力量」，我稱之為「呼吸力」。

這本書接下來會從各種角度宣揚呼吸力的魅力，並以淺顯易懂的方式，向各位介紹提高呼吸力的訓練方法。

震災後藉由呼吸力找回笑容的孩子們

我長年從醫學和生理學的領域研究呼吸，也在思考「能否藉由呼吸稍微舒暢人們的身心」，於是就在擔任大學的校長之餘，投注力量開發和普及相關訓練和體操，以提升呼吸力。

這簡直就像把人生獻給了呼吸研究一樣，其中最讓我體會到呼吸力的，是在東日本大震災的一年後，前往岩手縣的一間小學指導呼吸體操時。

當時還處處殘留震災的痕跡，許多求助的孩子因為情緒不穩而身體不適或失眠。

每個人表面上舉止開朗如常，身心深處卻殘留抹滅不去的不安和創傷，自己對此實在無能為力，陷入迷惘當中。

證據在於呼吸淺速的孩子眾多。呼吸和情緒是表裡一體，假如有強烈的不安和壓力，結果就是呼吸會變糟。

然而，孩子獲得呼吸體操的指導，學會深入而緩慢的呼吸節奏之後，求助身心不適的孩子就大為降低了。每個人的情緒和呼吸都變得安定，找回發自身心深處的笑容。

當時我就堅信，呼吸當中潛藏著「讓人恢復的龐大力量」。

呼吸蘊含的這種力量，恐怕現代的我們只用到一小部分吧？照理說只要將呼吸訓練、體操和其他要做的事確實做好，就能發揮許多正面效應，但若還是什麼都不做，就會嘗到苦果。

因此，請各位從現在起吸收和實踐這本書描述的內容，充分發揮呼吸力，讓身心每天順利運作。

另外，抗老化的功效也要善加發揮，阻止老化和衰退，恢復青春活力。

人不呼吸就活不下去。呼吸一旦減弱，轉眼間就會衰退，呼吸一旦停止，就會名副其實氣絕身亡。

但反過來說，要是強化和妥善調整呼吸，就可以一直健康活下去。呼吸掌握著生與死的關鍵。

所以，我們要提升呼吸力，活出長壽健康的人生。

想要讓每天的生活和今後的人生光明燦爛，就必須活用呼吸的威力。各位要不要掌握這份威力，讓自己的人生盡情發光呢？

第一章

呼吸會導致「老化」嗎？

——掌握衰老與否的關鍵就在於「呼吸年齡」！

你在為「喘不過氣」煩惱嗎？

光是趕一下電車和公車就會打亂呼吸的節奏，顯得氣喘吁吁。

或許是平常就呼吸得極淺且快速，每當為了工作或其他事情硬撐，就會立刻喘不過氣。

一點小毛病就馬上咳嗽不止，沒辦法呼吸，感到很難受。

總覺得肺部沒有吸入足夠的空氣。

一旦感受到壓力和不安，就會不停大口喘息，心跳加速。

——各位平常有沒有感覺到「呼吸困難」或「喘不過氣」呢？

假如有的話，絕不能置之不理。

這種身體不適顯然是呼吸功能衰退的訊號，而且也是「你的生命力愈益低落」的徵兆。假如放著不管，沒拿出任何對策，呼吸就會逐年衰退，生命力也會跟著衰退，說不定還會大幅損害身心的健康。

「說什麼生命力低落，再怎麼樣也不該小題大作……」相信讀者當中也有人會這樣認為吧。

然而，這根本就不是小題大作。

呼吸是維持生命絕對不可或缺的功能。多虧「吸氣、吐氣」的活動是跟著節奏持續進行，我們才得以「生存」。這也就代表「生存」要藉由呼吸方能成立。

請各位想一想。我們人類「從出生到死亡」，都不眠不休持續在呼吸。

呼吸開始時就是一個人出生之際。

呼吸的節奏打從在母親懷胎時就已經銘記在心，而當呱呱墜地接觸外界的空氣時，就會開始「吸氣吐氣」，持續一生。

另外，呼吸停止時就是一個人死亡之際。

沒有呼吸，人就活不了。所以要辨別一個人是生是死，最終還是在於有沒有自發呼吸。腦死的時候也是如此，假如「腦幹處於無法持續呼吸的不可逆狀態」，哪怕心臟正在跳動，身體溫熱，也會判定為

「死亡」。

總歸一句話，呼吸就是「活著的證明」。

呼吸（活著的證明）之力衰退，就會降低生命力，所以像「喘不過氣」或「呼吸困難」之類的不適症狀不能置之不理。盡早知道呼吸的重要性，採取適當對策的人，日後一定會跟沒有這樣做的人天差地遠。

總而言之，我們不能讓呼吸力，吸吐空氣的力量日益衰退。阻止到什麼程度，將是掌握我們人生能否健康終老的關鍵。

呼吸的能力會隨著年紀衰退

然而，各位知道「呼吸力會隨著年老慢慢衰退」嗎？

不管是誰，只要年紀大了，各種功能都會老化。皺紋和白髮也會增加，肌肉變少，關節會痛，逐漸不能像年輕時那般活動筋骨。同樣的，呼吸的功能也會逐漸下滑。

以一般的醫學常識來說，呼吸功能會從六十幾歲開始明顯低落。假如去做肺功能檢查，就會發現許多人從六十幾歲開始，就已經到了「再這樣下去會有點不妙」的程度，因為喘不過氣或呼吸困難之類的症狀來求助的人，也多半是在這個年齡。

不過，呼吸力到了六十幾歲以後就會突然暴跌。其實早在三十幾歲、四十幾歲、五十幾歲年紀較輕的時候，就會一點一滴往下降。換句話說，呼吸衰退和老化的問題，早在比較年輕的時候就開始了。

呼吸是在無意識被動進行的活動，許多人往往覺得就算年紀大了，呼吸的節奏也會跟年輕時一樣持續終生。但若以為同樣的狀態會一直延續就大錯特錯了。呼吸功能會年年穩定衰退，可以說呼吸也會老化。因此，要是任由年歲變老，就眼睜睜看著功能低落，到了高齡時就會背負各種因呼吸而產生的毛病。

當然，呼吸功能衰退的原因除了年老之外，還有各種緣故。

由於抽菸習慣、肺部和氣管的疾病、哮喘和其他過敏症狀、姿勢不良壓迫到胸廓，以及從平常就置身在壓力、不安、緊張和其他負面情緒當中，導致呼吸力下降的案例也不在少數。年紀輕輕功能就削弱殆盡的人更是不可小覷。

不過，要是沒採取任何對策，無論什麼人年紀一大，呼吸功能都免不了會逐步降低。如果呼吸功能衰退，身心肯定也會跟著不斷衰退和老化。

所以，我們必須盡量趁年輕時以護理和訓練保持呼吸功能，以免陷入這樣的困境當中。總而言之，請各位現在就把「呼吸功能也會年老」這個事實牢牢銘記在心中。

老化之後「呼吸力」就會下降

那麼，我們的呼吸究竟是在什麼機制下衰退和老化的呢？

年老會導致呼吸功能低落的重大原因，就在於「呼吸器官本身老朽化」。其中的關鍵則是「呼吸肌老朽化」和「肺部老朽化」。在此將會簡單說明這些問題。

首先是「呼吸肌老朽化」。

後面將會詳細說明，肺部不會自行膨脹和收縮。肺部周圍有肋間肌和其他呼吸肌存在，正因為這些肌肉不斷進行收縮運動，肺部才能膨脹和收縮。

換句話說，我們能夠呼吸是因為呼吸肌的力量。然而，呼吸肌的功能從中年以後，到了高齡，就會跟著逐漸衰退。

無論什麼肌肉，只要年紀大了就會衰退，呼吸肌則是會隨著年老而硬化，沒辦法充分進行收縮運動來擴張和收縮肺部。如果呼吸肌老朽化變本加厲，呼吸就會變淺，逐漸無法有效吸氣、吐氣。

其次是「肺部老朽化」。

肺部就像是容納在胸廓當中的氣球。這顆氣球會因為呼吸肌的擴張收縮而膨脹收縮，我們就是靠這個讓空氣得以進出。

不過，這顆氣球（肺部）的彈力也會隨著年老逐漸下滑。市售的氣球也是如此，儘管新氣球吹飽時很有彈性，脹得圓滾滾，但是時間一久，彈力就會不知不覺消失，起皺乾癟。

肺部也跟氣球一樣，年紀大了，彈性就會低落，膨脹收縮的能力就會下滑。這麼一來，換氣量就會降低，逐漸無法吸吐分量充足的空氣。

老年之後「肺部當中的剩餘空氣量」就會增加

另外，要是呼吸空氣的能力下降，「功能殘氣量」就會逐漸增加。

「殘氣量」指的是想要竭盡全力吐氣，肺部當中卻仍殘留的空氣量。這會用來檢查肺活量。檢查時，大口吸氣再徹底吐氣時的空氣量最大值是肺活量。這時雖然想要全部吐出來，卻留在肺部的空氣量則是殘氣量。

附帶一提，肺部有少量殘餘空氣並非異常，反而還需要些微的殘氣量以免肺部受損。只是，肺部殘留許多不必要的空氣當然不是件好事。

功能殘氣量指的是在安靜的狀態下照常呼吸時，肺部剩餘的空氣量，無須像肺活量檢查般格外使勁吐氣。如果呼吸肌和肺部老朽化，呼吸功能衰退，功能殘氣量就會增加。

功能殘氣量很多，就代表平常呼吸後，「肺部當中的剩餘空氣量」很多。與此同時，肺部當中時常有多餘的空氣揮之不去，代表「從外界攝取新鮮空氣的空間」正在窄化。

這種狀態之下，接下來吸氣時就不能吸進足夠的空氣。因此，要是功能殘氣量增加，空氣進出的換氣效率就會立刻降低。

另外，一旦吸氣吐氣的效率變差，攝取更多空氣的機制就會發動，以更強的力道收縮呼吸肌，讓肺部膨脹。換句話說，假如沒使出

呼吸空氣的力量會隨著年齡降低

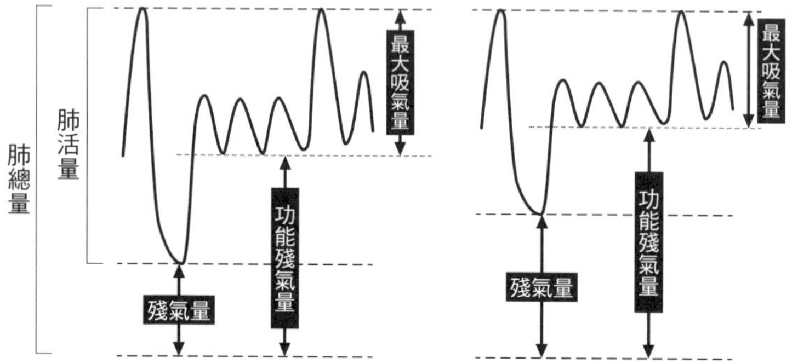

年紀一大，肺部殘氣量就會增加

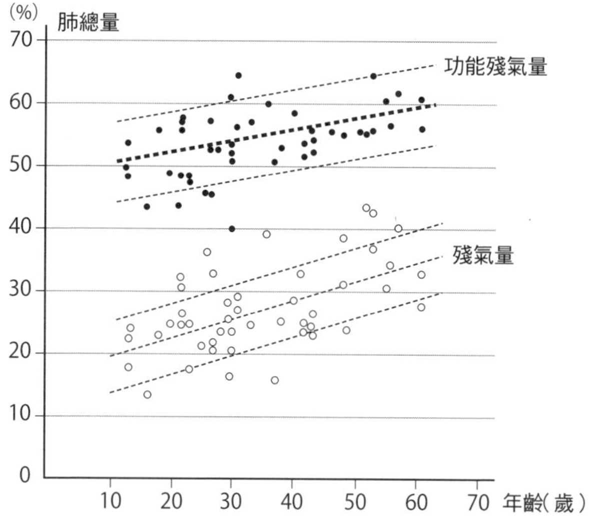

更大的力道就不能充分擴張肺部，每次呼吸都要消耗相當多的能量。

這麼一來，就會逐漸沒有空氣進出的餘地，覺得呼吸時喘不過氣，變成淺速呼吸。如果在呼吸持續不順時，沒有意識到問題和努力改善，就不能好好呼吸了。

一旦呼吸肌和肺部的力量下滑，功能殘氣量增加，我們的呼吸力就會像這樣日益低落，不斷往呼吸困難的方向變動。

總而言之，關鍵就在於功能殘氣量。也就是說，我們的呼吸力能否保持，是取決於「肺部當中的剩餘空氣量」減少到什麼程度。

你的「呼吸年齡」是幾歲？

當各位明白功能殘氣量的重要性之後，就請看看右頁的圖表。從這張圖表可知，功能殘氣量會隨著年齡漸長慢慢增加。而且，十幾歲正值成長期，增加是理所當然，但即使在二十幾歲成長停止後，也會一點一滴直線上升。

換句話說，呼吸功能在這麼早的階段就開始老化了。「呼吸時不能充分吐氣，肺部當中殘留空氣的老化現象」，從二十幾歲年輕時就已經開始，還會逐年慢慢惡化。

不過，看了圖表也會發現，功能殘氣量多寡的分布相當分散。正中央較粗的虛線是平均線，即使在同樣的年齡，功能殘氣量多的人和少的人也是跨度很大。看看三十幾歲、四十幾歲那一帶也可以發現，許多人超過老年人的平均線，也有少數人低於二十幾歲的平均線。這就表示許多人的呼吸功能正在老化，少數人的呼吸功能還很年輕。

就算只是普通的呼吸，以普通的方式測量肺活量，也可以知道年齡和呼吸的關係。

從功能殘氣量的多寡算得出呼吸功能的強弱，我將這種健康標準稱為「呼吸年齡」。

呼吸年齡是我們呼吸的健康狀態基準。進行義務健康檢查的骨質密度檢查後，經常會聽到類似這樣的話：「雖然實際年齡是四十歲，骨骼年齡卻已經七十歲了。」呼吸年齡的概念就跟「骨骼年齡」一樣。

也就是說，實際年齡四十歲，功能殘氣量落在七十歲平均程度的人，就是「雖然四十歲，呼吸年齡卻有七十歲」。實際年齡四十歲，功能殘氣量落在二十歲平均程度的人，就是「即使四十歲，呼吸年齡也才二十歲」。

另外，還有一種指標叫「肺部年齡」。這是日本呼吸器官學會提倡的指標，根據肺活量有多少檢測呼吸器官衰退的程度。計算方法是核驗吸飽空氣之後一秒內可以吐得多快，再將這個數值與「每個年齡的平均肺活量」相比。

肺部年齡是極為優異的指標，可以知道年老造成的肺活量衰退程度，但是檢查時要強制進行相當強力的努力性呼吸（有意識進行的強力呼吸），呼吸功能相當微弱的人就不太建議這樣做。因此，我認為重點並不是像肺活量檢查一樣，要特別使勁呼吸來核驗衰退程度，而是以「平凡如常的呼吸」核驗功能殘氣量，檢測呼吸年齡。

相信各位當中一定也有很多人在意自己的呼吸年齡是幾歲吧。

不過遺憾的是，呼吸年齡還沒有非常普及，無法在一般的義務健康檢查和自費健康檢查當中檢測。要知道呼吸年齡，就必須核驗平常呼吸的功能殘氣量程度，但這必須前往胸腔科，檢查功能殘氣量或最大吸氣量。去醫院做這項檢查之後，也不可能馬上檢測得出來。

我希望將來無論什麼醫療機關都能馬上就能核驗呼吸年齡，現況卻是體制尚未順利成形。

然而，要讓呼吸年齡恢復青春，即使就現況來說也有足夠把握。就如前面所言，呼吸力可以藉由護理和訓練提升。另外，只要這樣持續訓練，就能憑一己之力讓呼吸年齡恢復青春。

實際上，我做過的研究就已經查明，只要做鍛鍊呼吸肌的伸展操，功能殘氣量就會減少，呼吸年齡就會變年輕。後面將會詳細介紹，要讓呼吸年齡恢復青春，最快的捷徑就是持續做強化呼吸肌功能的訓練。

所以，從今以後，為了不讓呼吸功能衰退，也要請各位逐漸習慣這種訓練方式，再憑一己之力讓呼吸年齡恢復青春。

總而言之，假如坐視不管什麼也沒做，呼吸就會逐年持續衰退。等到發現時很可能就未老先衰。「明明還很年輕，呼吸年齡卻已經八十幾歲了。」為了避免變成這種情況，要盡量趁早尋求方法，讓呼吸年齡恢復青春。

呼吸好痛苦——COPD這種疾病比死還難受

這裡稍微描述呼吸年齡極度老化之後，將會演變成多麼恐怖的事態。

各位知道COPD（慢性阻塞性肺病）這種疾病嗎？

這是由於香菸和其他有害物質引發肺部炎症，肺部氣腫，以至於呼吸相當困難的疾病。

COPD的主要症狀是喘不過氣，氣喘吁吁，呼吸困難，而且會為糾纏不休的咳嗽和喉痰所苦。日本約有五百三十萬名患者，六十幾歲中每八人就有一人罹患這種疾病，七十歲以上則每六人當中就有一人。

一旦得了COPD，光是稍微動一下就會出現氣喘、咳嗽和其他令人難受的症狀，縮減日常生活的行動範圍。而且就算一動不動，也往往會喘不過氣和呼吸困難，甚至還有人連睡覺時都不能好好呼吸，無法入眠。

另外，要是咳嗽不止和氣喘吁吁的症狀變得嚴重，則多半也會嘗到「無法呼吸彷彿要死掉的恐怖滋味」。實際上，因為症狀惡化而死亡的例子也很多，還有調查指出，COPD造成的死亡人數攀升到約為哮喘死亡的十倍。WHO（世界衛生組織）二〇〇四年的調查當中，COPD則是死因的第四名。

總之，罹患COPD之後，就會覺得一天到晚在做的「呼吸」行為非常難受痛苦，無論患者是睡著還是醒著，都擺脫不了「呼吸的痛苦」，精神上和體力上都不斷逼到絕境。因此，COPD有時也稱為「比死還難受的疾病」。

其實，當呼吸器官的功能極度衰退後，就會出現跟COPD相同的症狀。也就是說，要是功能殘氣量大量增加，吸氣吐氣無法順暢進行，則無論睡著還是醒著，都會為覺得空氣不足、喘不過氣和其他難受的症狀所煩惱。

這種恐怖的症狀絕對不想碰上吧。

因此，為了不要遭遇這樣的事情，也要記得趁早鍛鍊呼吸器官，讓呼吸年齡保持年輕。為了避免將來的自己感到痛苦，我們一定要銘記在心。

現代人淪落到在「淺速呼吸」

呼吸功能衰退絕非老年人才有的問題。就如前面所言，「實際年齡年輕，呼吸年齡卻很高的人」，以及「實際年齡年輕卻呼吸不順的人」大有人在。

究竟為什麼很多人年紀輕輕就呼吸功能低落呢？

可能的原因五花八門。不只是年老或呼吸器官衰退，還有肺部和喉嚨的疾病、自律神經系統失調、吸菸和空氣污染的影響，以及其他各式各樣的可能性。當然，這類原因也可能好幾個複合重疊，以致削弱呼吸功能。

只不過，在這各種原因當中，有一項原因影響人類呼吸功能低落特別多。

那就是不安、緊張和類似情緒造成的壓力。

現代社會從年輕人到老年人，有非常多的人置身於過度的壓力當中。

未完的工作、消逝的時間、氾濫的資訊、複雜的人際關係，以及瞬息萬變的社會……相信各位當中有不少人是「無論朝右還是朝左，都是壓力的來源」吧？

許多人在這樣的日常生活中，身心就會在不知不覺間累積沉重的不安和壓力。

也就是說，這種不安和壓力的累積，為我們的呼吸功能帶來龐大的惡劣影響。

比方說，從平常就「淺速呼吸」、「大口呼吸」和「微弱呼吸」的人，很可能是每天的不安、緊張和壓力在擾亂呼吸。其中尤以近年來不分年齡的「淺速呼吸」格外引人注目。

現在很多人為了工作和家事趕時間，心情安寧沒多久就以非常忙碌的節奏在生活，所以呼吸也反映出這種「忙碌的節奏」和「沒有閒暇的節奏」。就算說現在的社會有大半的人在「淺速呼吸」也不為過。

而這種趨勢就成了現代人呼吸年齡老化的重大原因。換句話說，因為一年到頭都被不安和壓力追著跑，匆匆忙忙吸氣吐氣，所以功能殘氣量就不知不覺增加，讓換氣效率低落。

恐怕各位當中應該也有人心裡有數。假如光是稍微爬個樓梯和坡道就氣喘吁吁，每次因為工作或其他事情感到不安和緊張，呼吸就變得不安定時則該小心，就算實際年齡年輕，呼吸年齡也極有可能年事已高。

因此，這樣的人需要進行紮實的訓練，刻意改變呼吸。就連習慣「淺速呼吸」的人，也極有可能在養成訓練的習慣後，改善呼吸的狀況。

請各位務必實踐後面說明的訓練方式，改變呼吸，讓呼吸年齡逐漸恢復青春。

呼吸改變之後，心情也會改變

這裡要稍微講解不安和其他負面情緒與呼吸的關聯性。

我認為情緒和呼吸是一體的。

各位生氣時會大口呼吸吧。另外，心急如焚不曉得是否會來不及時，毛骨悚然覺得害怕時，呼吸就會變快對吧？反觀跟親近的人談笑時，或是一個人輕鬆休息時，呼吸則會平穩。

呼吸這種機制會像這樣映照當時的內心樣貌，是反映我們情緒的鏡子。當出現不安、悲傷、憤怒、焦慮、恐懼和其他負面情緒時，呼吸就會變得迅速而不安定；當出現喜悅、幸福、療癒、安心和其他正面情緒時，呼吸就會平穩而安定。

也就是說，不安定的情緒會招來不安定的呼吸，安定的情緒會招來安定的呼吸。另外，這模式也可以反過來套用，不安定的呼吸會讓情緒跟著不安定，安定的呼吸會讓情緒跟著安定。

假如要說的話，就是情緒變了，呼吸也會變，呼吸變了，情緒也會變。情緒和呼吸確實是一體運作的。

另外，只要運用情緒和呼吸的這種連動性，透過訓練也就極有可能調整呼吸，進而穩定情緒。

這本書「前言」的地方介紹了一段小插曲：「我為東日本大震災的受災孩童指導呼吸，讓不安定的情緒安定下來。」這就是改善呼吸奏效後穩定情緒的典型案例。

就跟這則案例一樣，我們只要提升呼吸力，自己的情緒就能轉為安定。

因此，從平常就置身在不安、焦慮、緊張和其他壓力而「淺速呼吸」的人，只要持續做平穩呼吸的訓練，就可以逐漸改變自己，讓情緒穩定，心靈擁有餘裕。

人原本就有不同的特質。

各位周遭也有類型五花八門的人對吧。既有「原本脾氣就急躁的人」，也有「原本脾氣就溫吞的人」。另外，還有「原本不安就容易情緒高漲的人」，相信也有「即使不安也很淡定的人」。

其中，擁有「急躁」和「情緒高漲」等特質的人，平常的呼吸也往往迅速，擁有「溫吞」和「淡定」等特質的人，平常的呼吸也往往平穩。

不過，雖然「急躁型的人」和「情緒高漲的那種人」會淺速呼吸，但我認為不能一概否定那樣「不好」。

這是因為「急躁」或「情緒高漲」的特質也有優點。「急躁」換句話說，就是「對每件事既熱情又敏捷」，「情緒高漲」也可以換句話說，就是「對風險敏感」、「規避危險能力高」和「對每件事都很慎重」。

總而言之，沒有必要強迫自己改變，甚至無視每個人的這種特質。何況有些脾氣、性格和其他特質是與生俱來，也有「本性難移」這種無可奈何的部分。

我認為既然世上不同類型的人這麼多，呼吸也會有各種類型。不妨將「呼吸急躁」的人和「呼吸溫吞」的人都當成一種個性。

另外，每個人最好在了解自己的個性之後，將自己的呼吸盡量保持在良好的狀態。

照理說就算「呼吸急躁型」習慣淺呼吸，自己標準下的「最佳呼吸狀態」和「最差呼吸狀態」之間也有很大的距離。

不過，只要從平常進行呼吸訓練，就可以提升自己的呼吸力，達到隨時處在「最佳呼吸狀態」的境界。

所以，「呼吸急躁」的人和「呼吸溫吞」的人在訓練時，最好配合自身的特質，以便能夠保持「最佳呼吸狀態」。每個人置身在各種呼吸類型的人當中，只要以自己的最佳狀態為目標就行了。

這麼一來，各個類型的人必定能讓自己的呼吸保持從容，許多人的呼吸理應會安定下來。

再重複一次，呼吸和情緒為一體。只要透過呼吸訓練穩定許多人的呼吸，大家應該就有可能更加切身感受到安心、喜悅、幸福和其他正面情緒。

因呼吸導致老化的人很多

我認為現在社會上呼吸力衰退的人相當多，連他們自己都沒察覺。

就如目前為止所言，呼吸器官會隨著年齡增長逐漸衰退下去。假如一點辦法都拿不出來，呼吸肌和肺功能就會逐年下滑，空氣進出的效率就會大為低落。

而且，呼吸不只會隨著年老而衰退，每天的壓力也會慢慢讓這項功能受到損害。我們應該要考量到，假如從平常就在工作、人際關係和其他情境上感到不安和煩惱，或是連日來置身在緊張和壓力當中，呼吸功能也會累積相當的損害。

要是完全不予理會，持續這樣的生活幾年或幾十年，就會忽然驚覺呼吸力不知不覺間衰退這麼多。即使陷入這樣的困境也不是完全不可能。

前面也提到，我認為人類的老化始於呼吸。

要是空氣吸入得不夠，身心所有的活動就會停滯。要是空氣沒辦法順利進出，就不能產生足夠的能量活動筋骨，肌肉也好，腦部也好，胃部和其他臟器也好，組成這些物質的細胞也好，細胞進行的代謝也好，每個層面當中的活動就會停滯，功能就會低落。

如此一來，當然也容易遇到不適和疾病。身體會變得沉重和容易疲倦，其中還會有人胃腸狀況變差，肩膀和腰部疼痛，或是夜不成眠。

再者，一旦呼吸力衰退，自律神經的功能也會同時衰退，全身上下會承受許多不適和毛病。不適的並非只有身體，還會擴及於精神層面，所以心靈脆弱不安定的人也會變多，像是遇到一點小事就坐立難安，或是情緒經常低落等等。

換句話說，身體不適和心靈不適追根究柢就是始於呼吸。對於呼吸器官的衰退置之不理以後，就要承受各式各樣的問題，身心會在折騰當中不斷衰老下去。

所以，假如沒有針對呼吸拿出任何方法，就會不知不覺變老，不知不覺讓呼吸力衰退，不知不覺讓身心老化。

請各位回顧一下，自己的情況是怎樣呢？是否沒有察覺到呼吸的重要性，以至於眼睜睜看著心靈和肉體老化呢？是否丟下呼吸不管，以至於忽略了自己的健康呢？

或許也有很多人認為：「我以前完全沒在意什麼呼吸，想必自己也太疏忽了吧。」

但是不要緊。各位不必擔心。只要接下來好好做護理和訓練，呼吸力就會穩定恢復。只要藉由訓練鍛鍊呼吸，彌補回來就行了。

我認為人會因為呼吸而衰退，但同樣也會藉由呼吸而復甦。呼吸就是這樣的力量。

假如能夠做到優質呼吸，就可以產生足夠的活動能量，身體會變得不容易累，能以輕快的心情行動。心靈也會回歸正軌，往積極和安定的方向轉變。

臟器也好，細胞也好，統統都幹勁十足開始行動，全身上下的不適和毛病，想必也會朝減輕或治癒的方向逐漸邁進。

因此，請各位務必掌握「優質呼吸」讓身心逐漸復甦。該怎麼做才能「優質呼吸」，相關內容將會在後面的章節詳細描述。

擺脫身心不適的關鍵就是呼吸。

呼吸是抵抗老化的力量。

我們不能置之不理，眼睜睜看著這份力量衰退。要確實發揮這份力量，讓呼吸年齡恢復青春，然後再遏止向前邁進的老化趨勢。

第二章

關鍵不在氧氣而在二氧化碳

——優質呼吸和劣質呼吸……

你連這種地方都有所誤解！

「優質呼吸」和「劣質呼吸」是什麼

就如前面的章節所言，防範不適，阻擋老化和衰退的關鍵在於改善呼吸。

只不過，在介紹如何改善呼吸之前，這裡必須要確定一件事。

那就是「優質呼吸」是什麼樣的呼吸。就算說要改善呼吸，但若不能明白怎樣吸氣吐氣是「優質呼吸」，怎樣吸氣吐氣是「劣質呼吸」，也就談不下去了。

關於「優質呼吸」和「劣質呼吸」方面，其實有相當多的案例是堅信錯誤的知識，或是對不脛而走的健康資訊囫圇吞棗。

比方說，各位覺得以下列舉的項目正確嗎？還是覺得是錯的呢？

請以○或╳回答。

・就算吸了大量氧氣呼吸也不會舒暢　（　）

・攝取過多氧氣對身體不好　（　）

・要減少活性氧的危害，只要適度運動就行了　（　）
・二氧化碳的作用對身體來說不可或缺　（　）
・從嘴巴呼吸容易罹患失智症　（　）
・連續進行多次深呼吸並不妥當　（　）
・就算做了深呼吸，腦部和身體也沒有分配到更多氧氣　（　）
・鍛鍊胸式呼吸比腹式呼吸還要重要　（　）

各位答得如何呢？相信猶豫要填〇還是╳的人也不少，這些問題的正確答案全都是〇。

或許也有人會懷疑：「咦，為什麼？」理由會在接下來詳細說明。

第二章當中，將會談到七個「容易誤解的呼吸相關健康常識」，再藉由講解這些概念，讓「優質呼吸」和「劣質呼吸」的定義浮上檯面。

只要透過這個知道「優質呼吸」是什麼，一定也能解決呼吸該怎麼鍛鍊的問題。請各位務必學習「優質呼吸」的相關正確知識，進而提升吸氣吐氣的能力。

①就算吸了大量氧氣呼吸也不會舒暢

人類沒有氧氣就不能存活。我們會將空氣中的氧氣攝取到體內，與營養素結合再燃燒以產生活動能量。

或許是「身體絕對少不了」的印象很強烈，許多人深信「氧氣有益身體」、「氧氣最好要大量攝取」和「氧氣愈吸愈舒暢」。

然而，事實不一定是如此。

我反而認為，「氧氣攝取過量對身體不好，攝取時應該要非常小心」。

現在就為各位說明理由吧。

大氣當中的氧氣濃度保持在二〇%左右，人類的身體是設定為可以在這個濃度下活得自在，而且氧氣濃度過少過多都不行。氧氣非但不能缺乏，攝取過多也會對人體有害。

實際上，還有一種疾病叫「氧氣中毒」。眾所皆知，潛水夫之類的在潛水中長時間持續吸入高分壓氧氣，就會引發這種中毒症狀，產生痙攣、呼吸困難和其他異常現象。氧氣濃度在四〇～五〇％之間還勉強過得去，但若數值更高，就會出現這樣的中毒症狀。

假如從一開始就在普通的地方過著普通的生活，大概就不會陷入氧氣不足的窘境了。假如在狹窄的房間內關上窗戶持續悶燒，或是突然前往三千公尺以上的高地就是另一回事，否則氧氣是不會不夠的。

驟然做劇烈運動發出喘息聲時氧氣會有點不夠，但這充其量只是暫時的現象。假如在平地做一般的活動，過著平日的生活，需要「補充氧氣」的例子可說是微乎其微。

另外，就算為了身體著想而補充氧氣，呼吸也不會舒暢，身體也不會舒暢。

這與氧氣和血紅素結合後的「血氧飽和度」有關。

我們攝取的氧氣會在肺部的肺泡內溶進血液裡，再搭上血液中的血紅素流遍全身。這時氧氣在肺泡內溶進血液的階段中，血紅素的氧氣結合能力為九七％。也就是說，血紅素與氧氣的結合幾乎達到極致。

因此，就算吸入比平常多的氧氣，氧氣和血紅素的結合也已經幾近飽和狀態，追加補充的氧氣多半無法跟血紅素黏在一起，於是就白白浪費掉了。

的確，要是提高外界氣壓，血紅素就不會繼續結合，直接溶進血液的氧氣會少量增加。但是，這不會讓呼吸舒暢。

總而言之，假如狀態類似於ＣＯＰＤ（慢性阻塞性肺病）的患者，就要進行氧氣治療，降低血氧飽和度，否則就算攝取大量氧氣，也沒有意義。

攝取過多氧氣反而也會放大活性氧的危害，假如以高濃度攝取過量，還會冒出中毒症狀的風險，從氧氣製造機或其他儀器攝取時最好要十分小心。請各位務必牢牢記得「不是多多攝取氧氣就夠了」。

另外，相信也有很多人知道運動員經常在做「高地訓練」。各位曉得他們為什麼要專程在氧氣稀少的高地上訓練呢？

這樣做的目的是要增加血紅素的量。只要在高地逗留，腎臟就會為了適應氧氣稀少的狀況，分泌「讓紅血球增產的荷爾蒙」，藉此增加紅血球，增加血紅素的量。

這麼一來，血紅素的增加量就會跟許多氧氣結合，運送更多的氧氣。而只要運送更多的氧氣，從高地回到平地時即可發揮更高的心肺功能，拿出更好的表現。

換句話說，運動員與其說是在鍛鍊呼吸，不如說是在提升腎臟的功能。

當然，我們一般人不是運動員，但只要逗留在低氧高地發揮腎臟的力量，也就有可能逐漸變成「血紅素多的身體」和「運送許多氧氣的身體」。這麼一來，也就可以改善身體狀況，改善身體的動作，變得不容易疲倦。

只不過就如前面提到的一樣，我們的身體有自己的設定。只要平地的大氣當中有二〇%的氧氣，就可以十分健康地活動。除非要爭取奧運的獎牌，否則似乎沒有必要專程前往高地增加體內的氧氣流通量。

接下來也要簡單談一下「活性氧」的相關知識。

活性氧會加速細胞老化，提升癌症發病率，這種不良效應相信各位都知道。另外，或許各位也知道，做了激烈的運動後，就容易產生大量的活性氧。

只不過，各位可別斷定「既然活性氧會增加，那就不做運動了」。這是因為活性氧原本就好發於「平常就沒運動、不活動的人」。

而且目前也得知，「適度」運動時生物當中的抗氧化酵素ＳＯＤ（超氧化物歧化酶，superoxidase dismutase）會增加分泌量，提升功效去除已產生的活性氧。因此，「適度」運動完全不必擔心會產生活性氧，反倒該養成習慣適度運動以增進健康。

不過，這終究要以「適度」為條件。假如從平常就進行激烈的運動，就一定會產生大量的活性氧。

原本活性氧就是攝取氧氣產生能量後，就一定多多少少會產生的「副產品」。假如做了激烈的運動攝取很多氧氣，同時燃燒很多能量，就無可避免會產生大量的「副產品」。

因此，從這個層面上也該小心「氧氣攝取過量」。要是食物吃得太多，卡洛里就會攝取過量，導致發胖或文明病。同樣的，氧氣吸得太多也不好。

總而言之，氧氣不要攝取過多或過少，只要吸收所需量再活用即可。為了呼吸功能著想，為了維持健康和防止老化，最好「適度」攝取氧氣，同時「適度」運動和活動，度過每一天的生活。

②關鍵不在氧氣而在二氧化碳

關於氧氣的解說變得一長串，接下來要看的是二氧化碳的相關知識。

就如小學時學到的一樣，我們人類會攝取氧氣，排出二氧化碳。體內的氧氣和營養結合產生能量之後，製造出來的代謝物就是二氧化碳和水。二氧化碳在吐氣時會排出體外。

或許是「從體內排出」的印象很強烈，其中似乎也有很多人將二氧化碳視為「身體完全不需要的東西」、「跟垃圾一樣該丟棄的玩意」以及「對身體帶來危害的物質」。

不過，這是很大的誤解。

二氧化碳並不是什麼「身體不需要的東西」。豈止是「絕不可少」，更是「在身體當中扮演非常重要的角色」。像我這樣的人就認為在某種意義上，二氧化碳遠比氧氣還重要。

那麼，究竟二氧化碳有哪一點這麼重要呢？

那就是二氧化碳會扮演調整的角色，保持體內的「酸性／鹼性」平衡。

請容我稍微說明得更詳細一點。

原本我們的身體狀態就經常變動，稍微硬撐就會馬上破壞平衡。各位要是遇到連日天候不順，持續熬夜，不斷偏食，身體狀況也會立刻下滑。假如嚴重破壞平衡，還有可能導致疾患和不適。

只不過，人類的身體搭載了「持續保持身體狀態固定的平衡系統」（體內平衡，英文稱之為「homeostasis」）。多虧這個系統努力保持體內的恆定性，我們的身體情況和狀態也才能讓人平安度過每一天，不會遭到嚴重破壞。

而且，這個平衡系統當中特別重要的是讓體內的「酸性／鹼性」平衡保持固定，而調整細微平衡的就是二氧化碳。

原本體內「酸性／鹼性」的平衡就是這樣，二氧化碳多就傾向酸性，二氧化碳少就傾向鹼性。

另外，眾所皆知，人體內最好保持在pH值大約七・四的弱鹼性（pH值七・〇為中性），過於傾向酸性或鹼性都會產生不適和疾病。

比方說，體內偏鹼性後容易引發的毛病當中，最有名的就是過度換氣症候群。

這種疾病的原因是二氧化碳排放過量，導致身體逐漸偏鹼性，主訴症狀為喘不過氣、呼吸困難、頭痛和頭暈等。雖然跟壓力和容易不安也有很大的關係，但是過度換氣的發端則是體內的二氧化碳量不足。

證據在於以前發作時會「將自己的呼氣吐進塑膠袋或其他容器中，再呼氣吸回去」（自己單獨進行時會有窒息和其他危險，現在最好不要這樣做），這也是因為需要從自己的呼氣中攝取二氧化碳，讓體內酸性和鹼性的平衡回復正常。

從這件事也可以知道，二氧化碳量是維持我們體內平衡和狀態的關鍵。

人類的體內會時時監控二氧化碳量是否保持適中，因應結果調節呼吸。也就是說，要是形成太多二氧化碳就多吐一點，要是二氧化碳愈來愈少就少吐，像這樣自動進行調節。

總而言之，正因為二氧化碳的調節系統發揮功效，我們才能保護體內的恆定性平衡。從這一點來看，就算說二氧化碳在保護我們的身體也不為過。相信各位能夠明白為什麼二氧化碳很重要了吧？

另外，二氧化碳是導致全球暖化的溫室效應氣體之一。工廠等地充分燃燒石油、煤礦和其他化石燃料之後，大量的二氧化碳就會排放到大氣當中，這是加速溫室效應的一個原因。

現在世界各國也設置CO_2縮減目標，二氧化碳完全被當成「壞人」看待。

然而，就如前面所言，從醫學和生理學來看，二氧化碳本身絕不壞。我反而認為這是背後支持生命活動的臺柱，包含人類在內的動植物，所有生物皆然。

我們只要活著就會呼吸，持續產生二氧化碳，正因為在地球上生存需要這個，所以才會不斷製造出來。

所以，各位也請不要只提二氧化碳壞的一面，而視為眼中釘，二氧化碳好的一面也要攤在陽光下。就跟氧氣一樣，因為有了二氧化碳，我們才能每天呼吸和生存。

③了解鼻子呼吸的優點和嘴巴呼吸的缺點

各位半夜睡覺時會張開嘴巴，早起時嘴巴和喉嚨乾乾的嗎？或是不知不覺半張開嘴，咀嚼食物時就喘不過氣呢？

假如會這樣，搞不好是染上用嘴巴呼吸的習慣。

相信也有很多人已經知道，用嘴巴呼吸是非常不好的習慣。

人類基本上用鼻子呼吸。或許也有人會認為：「用鼻子呼吸也好，用嘴巴呼吸也好，反正都是吸氣吐氣，怎樣都沒差吧。」但其實用鼻子或嘴巴的差異非常大。

那麼，究竟用鼻子跟嘴巴有什麼不同？

鼻子呼吸最大的優點在於準備了「帶有保溫功能和保濕功能的集塵濾網」。只要從鼻子吸氣，鼻毛就會扮演天然濾網的角色，去除空氣中的灰塵、花粉、廢土和其他異物。

另外，空氣從鼻腔穿過呼吸道至喉嚨時，會調整成適當的溫度和濕度，所以空氣是以溫和的方式送進喉嚨和氣管內。

何況，感冒和其他病毒喜歡低溫和乾燥，藉由保溫功能和保濕功能，這些有機物也就難以繁殖了。也就是說，鼻子扮演的角色是相當優秀的「空氣過濾器」。

反觀用嘴巴呼吸時，空氣會直接入侵，沒有穿過類似這樣的空氣過濾器。

要是在冬天，乾燥的冷空氣直接進入喉嚨、氣管和肺部會怎麼樣呢？戶外冷空氣的刺激會傷害喉嚨和氣管的黏膜。或許也有人因為這份刺激而忍不住咳嗽不止。

何況乾燥的冷空氣當中，聚集著灰塵、花粉、細菌、病毒和其他異物。假如灰塵或花粉侵入，就會導致過敏和其他症狀，如果是感冒或流感病毒侵入，則一定會歡天喜地附在喉嚨的黏膜上繁殖吧？

換句話說，要是平常就像這樣用嘴巴呼吸，免疫力就會下降，很可能要承受許多不適和毛病。經常染上感冒或喉嚨覺得不舒服的人，就要懷疑自己是不是用嘴巴在呼吸。

另外，嘴巴呼吸的習慣還有一個壞處，就是嗅覺的功能會變得遲鈍。

各位知道用餐時要是捏著鼻子吃就食不知味嗎？為鼻塞所苦的人當中，也有很多人吃不太出食物的滋味。

這就代表嗅覺大幅影響味道的感知。我們會感覺到食物的風味，是因為在咀嚼的同時用鼻子吸氣吐氣，捕捉食物的香氣。

而且，假如平常就用嘴巴呼吸而不用鼻子，香氣的刺激就會減少，嗅覺的功能就會逐漸變得遲鈍。

這倒不是要威脅大家，然而嗅覺低落也會對腦部帶來龐大的不良影響。

眾所皆知，原本嗅覺就會直接傳遞到腦部的邊緣系統，給予龐大的刺激。邊緣系統這個部位掌管不安、憤怒和其他情緒、察覺危險、記憶處理和其他多種功能。比方說，嗅覺發達的小動物會瞬間捕捉外敵的氣味，察覺危險後逃跑或躲藏。然而，一旦嗅覺降低，就沒辦法捕捉類似這樣重要的訊號，刺激減少，邊緣系統的功能就會下滑。

另外，腦部衰退後就要擔心會不會罹患失智症，還有研究報告調查過嗅覺低落和失智症的關聯性。

其實眾所皆知，阿茲海默型失智症的早期症狀，就是會顯現「聞不出氣味」的徵兆，實際上也有論文指出，「用嘴巴呼吸讓嗅覺衰退後，就容易罹患失智症」。

因此，為了避免讓嗅覺衰退，也為了避免讓腦部衰退，最好用鼻子吸氣吐氣，而不是嘴巴。

當然，任誰多多少少都會在無意識當中用嘴巴呼吸，不可能叫大家「絕對不要用嘴巴呼吸」。而且，罹患肺部疾病呼吸難受的人當中，還有些案例是用嘴巴呼吸比較好。

只不過，清楚知道鼻子呼吸的優點和嘴巴呼吸的缺點，建議還是改成更好的呼吸方法。最近市面上還販賣堵住嘴巴的膠帶，防止在睡眠中用嘴巴呼吸。對於有自覺是用嘴巴呼吸的人，也不妨用這類商品改善習慣。

④深呼吸不見得都會替健康加分

「深呼吸有益身體健康」——當然，想必各位都是這樣認為的吧。

的確，偶爾深呼吸一、二次是沒問題的。像深呼吸這樣大幅吸氣吐氣後，僵硬的胸膛就會擴張，更換肺部當中的空氣，殘氣就能變得清新了。而且，深呼吸也有益於轉換心情，舒緩身心。

不過，說真的，深呼吸替健康扣分的案例也是有的。諸如「深呼吸持續十次」、「五分鐘連續深呼吸」或「健行當中一直不停深呼吸」。總而言之，連續做好幾次或長期不停做下去是不行的。

不行的理由在於刻意持續深呼吸之後，將會打亂「二氧化碳的調節系統」，以至於起不了作用。

就如前面所言，二氧化碳會調節體內的「酸性／鹼性」平衡，肩負保持身體恆定性的重責大任。要是持續深呼吸，調節系統就不會運作。

那麼，為什麼二氧化碳的調節系統起不了作用呢？這是因為深呼吸是「有意識進行的呼吸」。

原本呼吸就可大致分為「有意識進行的呼吸」（隨意呼吸）和「無意識被動進行的呼吸」（代謝呼吸）。各位深呼吸時會先意識到「好，做個深呼吸吧」，再吸氣吐氣對吧。類似這樣思慮周全再進行的呼吸就是隨意呼吸。瑜伽、腹式呼吸和正念呼吸也可以叫做隨意呼吸。

反觀跟平常一樣，沒有思慮周全就擅自被動進行的呼吸，則叫做代謝呼吸。這種呼吸由位在腦部腦幹的呼吸中樞所控制，每天不斷自動進行能量代謝，攝取氧氣產生能量，排出二氧化碳。

而二氧化碳的調節系統機制，只會對「無意識被動進行的代謝呼吸」起作用，「有意識進行的隨意呼吸」則不起作用。

因此，假如一直不斷像深呼吸那樣做「有意識進行的呼吸」，二氧化碳的調節系統就不會起作用，反而破壞體內平衡。

再重複一次，偶爾深呼吸一、兩次完全沒問題。不過，將我們的身體狀態維持穩定如常的，終究是「無意識被動進行的呼吸」。進行（有意識的）吸氣吐氣會大幅脫離無意識呼吸的調節，請記得這樣是不太好的。

另外，這裡要訂正一項許多人對深呼吸抱持的誤解。

各位是否深信「做了深呼吸之後，腦部和身體的各處就會分到更多氧氣」？

可惜這是錯的。就算深呼吸也不會增加體內攝取的氧氣量。

就如前面所言，氧氣和血紅素結合後的「血氧飽和度」，處於肺泡的階段中會飽和到九七%。即使藉由深呼吸攝取很多氧氣到肺部，搭上血液巡遊身體的氧氣量也幾乎不變。

或許大口呼吸後就會提高循環，血流多少會變得順暢，但這樣也不能讓更多的氧氣送達到身體各處。

當然，深呼吸會讓肺部清新，心情也會清新，是優秀的健康法則，但絕非萬能。我們必須跳脫「先入為主的錯誤觀念」，擁有正確的知識再行動。

⑤關鍵在於提升「無意識呼吸」的品質

就如前面所言，呼吸分為「有意識進行的呼吸」（隨意呼吸）和「無意識被動進行的呼吸」（代謝呼吸）。而且，除此之外還有別的無意識呼吸，隨著喜怒哀樂的情緒、不安和其他心理活動（情動）而

呼吸空氣的力量會隨著年齡降低

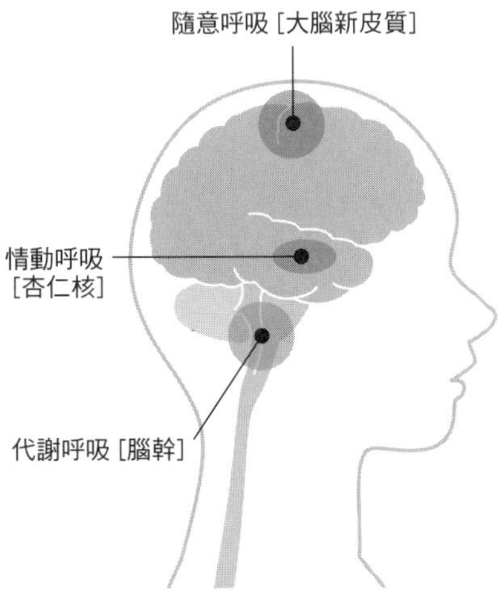

變化，這就叫「情動呼吸」（關於情動呼吸將會在後面的章節重新說明）。

負責這三種呼吸的腦部呼吸中樞各有不同，具體歸納如下：

・有意識進行的呼吸（隨意呼吸）——由大腦皮質（掌管思考、意志、判斷和其他人格能力的中樞，也是運動和感覺的中樞）負責。

・無意識被動進行

的呼吸（代謝呼吸）——由腦幹（掌管維持和控制生命機能的中樞）負責。

・無意識被動進行的呼吸（情動呼吸）——由邊緣系統（掌管記憶和其他能力的中樞）當中的杏仁核（掌管情動的中樞）負責。

五花八門的呼吸會像這樣由固定的腦部區域管轄。現在根據這些資料設想一下，假如我們要改善呼吸，要用什麼方法提升哪種呼吸才好呢？

我認為基本上與其做「淺速呼吸」，不如做「深緩呼吸」比較好。

做了深緩呼吸之後，吸吐一次的換氣量會很多，空氣進出的效率就會好。一次換氣量又叫做潮氣量，英文稱為tidal volume，這裡的tidal就代表「潮波」。

也就是說，最好像來了又去的潮波一樣，以深緩的節奏吸氣吐氣。另外，只要做了這種呼吸，情緒和心靈也會安定，以調整身心後的狀態度過每一天。

而三個呼吸當中，尤以「無意識被動進行的呼吸」（代謝呼吸和情動呼吸）最能實現深緩呼吸。

當然，假如在實施瑜伽、腹式呼吸、正念呼吸和其他「有意識進行的呼吸」之後，就能在訓練中做到深緩呼吸，那也不壞。

只不過，類似這種「有意識進行的呼吸」，通常只會在意識到「要做」的時候才會進行。就算懷著熱情和決心努力，也不能馬上就持之以恆。而且這種呼吸法剛開始或許會拚命埋頭猛做，但是隨著時間經過，幹勁下降，往往就會在不知不覺間放棄。

相形之下，「無意識被動進行的呼吸」任誰一天到晚都會做。一旦停止吸氣吐氣就會死亡，非得要持續下去不可。

因此，只要日積月累訓練，就能讓「無意識被動進行的呼吸」變得深緩。

如果想要藉由訓練提升「無意識被動進行的呼吸」，則更快更有效的方法是「強化呼吸肌」。

也就是說，強化呼吸肌正是培養呼吸力，讓呼吸年齡恢復青春的關鍵。雖然努力做瑜伽、正念或腹式呼吸改善呼吸也不錯，但我認為「提升平常無意識呼吸的層次」才是改善呼吸的王道。

只不過，關於這點將會在下一章詳細描述。現在請各位先牢牢記得，改善呼吸的關鍵是讓「平常無意識被動進行的呼吸」變得深緩。

⑥與其鍛鍊腹式呼吸不如鍛鍊胸式呼吸

對了，各位覺得腹式呼吸和胸式呼吸該做哪個才好呢？腹式呼吸是震動肚子的橫膈膜來呼吸，胸式呼吸是震動胸部的肌肉來呼吸。那麼，要選哪一個呢？

相信認為「腹式呼吸比較好」的人一定占了大多數吧？

最近電視的健康節目和健康雜誌也統統推薦腹式呼吸。相信各位當中大概也有很多人認為「深緩呼吸＝淺速呼吸」。

反觀胸式呼吸則經常被當作「淺速呼吸者」的代名詞。相信各位當中也有不少人認為「胸式呼吸＝不要太常做的呼吸」。

然而，我的意見則不同。

我認為要先好好培養呼吸力，再紮實訓練胸式呼吸。

這是因為呼吸基本上是由「胸部」來進行。原本呼吸就是由肺部周圍的呼吸肌和肺部下方的橫隔膜共同進行。真要說起來，就是配合兩者的力量連動，同時讓肺部膨脹和癟縮。

只不過，兩者當中主要執行維持呼吸功能的還是「胸部」。橫膈膜的震動是透過胸部呼吸肌調節，假如胸部是主人，肚子的橫膈膜就是主人的隨從，充其量只是來幫忙的。如果胸部是扮演主角的主引擎，橫膈膜也就可以說是支援主角的副引擎了。

所以，主引擎的胸式呼吸比較能夠鎖定目標強化。

下一章將會再次說明，胸部呼吸肌會三百六十五天不眠不休反覆收縮，能力非凡。也可以說，正因為胸部呼吸肌不分晝夜膨脹和癟縮，我們才能吸氣吐氣。

然而，就如前面所言，胸部呼吸肌會隨著年齡逐漸老化。如此一來，肺部就不能充分擴張和收縮，肺部當中的功能殘氣量會增加。於是呼吸就會變淺而氣喘吁吁，呼吸功能也持續老化。

不過，呼吸肌可以透過訓練強化。而且，就跟手臂和腳部的肌肉一樣，無論從幾歲開始都能強化。只要趁早強化，也就可以防止呼吸功能衰退，讓呼吸功能恢復青春，還很有可能永遠保持功能。

所以，就算是考量到將來，也最好訓練及鍛鍊呼吸肌，尤其是胸部呼吸肌。

當然，腹式呼吸也不錯。橫膈膜也會大幅擴張肺部，是呼吸時不可或缺的功能。然而，橫膈膜並不是收縮肺部的呼吸肌，對於減少功能殘氣量沒有幫助。所以，要增進整體呼吸品質，最好提升胸部呼吸肌的力量，以作為呼吸的基礎。至少要強化胸式呼吸基本功當中的「肺部膨脹收縮能力」，提升主引擎的馬力比較好。

附帶一提，雖然聲樂重視腹式呼吸，但絕不是沒有用到胸部的肌肉。證據在於歌手的胸膛又大又結實。反觀呼吸器官疾病的患者則普遍胸部貧弱。

因此，請各位也要重新認識胸式呼吸的重要性，訓練胸部呼吸肌。讓我們強化胸部呼吸肌，強化胸式呼吸，學習深緩的「優質呼吸」吧。

⑦呼吸會掌控心靈和身體

我認為呼吸既是「整頓身體的窗口」，也是「整頓心靈的窗口」。呼吸改變後身體也會變，呼吸改變後心靈也會變。如果說呼吸會掌控身體和心靈也不為過。

或許各位當中也有人會覺得「怎麼可能」。

但是，請各位想一想。

呼吸跟我們的自律神經系統連結。系統會切換身心模式，配合當時的狀況靈活運用身心的油門和煞車，以便自律神經能夠順利適應情況的變化。而可以掌控這件事的就是呼吸。

呼吸快速時，自律神經會緊張，轉而讓交感神經處於優位，發揮替身心踩油門的作用。反觀呼吸緩慢時，自律神經會放鬆，轉而讓副交感神經處於優位，發揮替身心踩煞車的作用。我們可以說自律神經系統在運作時，就像這樣以呼吸作為訊號。

或許各位知道，自律神經調節我們的血流、心跳數、血壓、體溫、出汗、內臟活動，以及其他各式各樣的功能。如果破壞自律神經的平衡，這樣的調節就會失效，陷入五花八門的不適和疾病，真要說起來，就是油門和煞車沒能妥善發揮功效，身體陷入無法掌控的狀態。

然而，只要好好整頓呼吸，就可以防止自律神經平衡遭到破壞。

比方說，當自律神經的平衡因為緊張和焦慮而被打亂時，只要蓄意慢慢吸氣吐氣調整呼吸，應該就可以找回身心的平靜。另外，假如在工作和念書時精神鬆懈拿不出幹勁，只要蓄意快速呼吸，也就可以讓自律神經興奮，開啟身心的油門了。

自律神經能像這樣藉由呼吸蓄意掌控，只要利用這一點，就可以透過整頓呼吸，調整自律神經的平衡。也就是能將呼吸當成窗口，調整身體狀況，以免陷入不適和疾病。

另外，呼吸也和我們的情緒變化相連結。前面的章節也提到，情緒興奮後呼吸也會興奮，情緒平復後呼吸也會平復，這種情況之下，呼吸和情緒就會一體行動。

這就相當於「情動呼吸」，前面介紹過的三大呼吸之一。情動呼吸會配合喜怒哀樂、不安、焦慮、恐懼和其他心理活動（情動）變化。而且在做情動呼吸時，也可以藉由一定節奏的吸氣吐氣來穩定心理活動（情動）。

就如當初讓東日本大震災中的受災孩童穩定呼吸，能夠安定心靈和情緒一樣，只要調整呼吸，自然也就會調整心靈。所以，假如我們將呼吸轉到更好的方向，心靈也就能轉到更好的方向。這樣就可以把呼吸當成窗口，調整心靈的狀況。

就像這樣，身心都會藉由呼吸大幅改變，就算我說「呼吸會掌控身體和心靈」也完全沒問題。只要改善呼吸，一個人的狀況必定可以統統調整妥當。當呼吸的節奏變成深緩的「優質潮波」之後，說不定連身心的潮波都會以緩慢的優質節奏在律動。

因此，為了將身心調整成更好的狀態，我們也必須將呼吸調整成更好的狀態。請務必藉由訓練培養呼吸力，將身心調整成隨時健康的狀態。

該做什麼訓練才好，下一章將會詳細說明相關內容。來吧，各位，讓我們掌握「優質呼吸」提升呼吸力吧。然後再把呼吸當成窗口，將身心掌控到更好的方向。

第三章

只要鍛鍊呼吸肌，壽命就會延長十年！

——提升「呼吸力」的五個方法

肺部不會自行膨脹

我們能夠吸氣吐氣，是多虧了肺部在膨脹和收縮。

但是，其實肺這種器官不會自行膨脹。肺部癟縮時會像膨脹後的橡膠氣球一樣，有股作用力試圖將它恢復原狀，所以某種程度上是自動收縮。然而肺部終究沒辦法不借助「他人」的力量，盡職做好呼吸所需的膨脹和收縮。那麼，究竟是「誰」在幫助肺部呢？

沒錯，盡職做好工作的是呼吸肌。

呼吸肌是肌肉群的總稱，藉由震動胸部讓肺部膨脹和收縮。肺部充其量只是容納在胸中的「氣球」，「一個人」什麼也做不到。讓氣球伸縮的就是呼吸肌。當呼吸肌收縮導致氣球膨脹後，空氣自然就會進入，當氣球癟縮後，空氣自然就會排出，整個過程形成一個系統。

所以，呼吸這種運動必須要有呼吸肌的功能才可以成立。一個人沒呼吸就不能生存，多虧有呼吸肌三百六十五天不分晝夜在工作，我們才能平安活下去。

不過，就如前面所言，呼吸肌的功能會隨著年齡增長逐漸僵硬和衰退。如此一來，空氣進出的能力會下滑，功能殘氣量會增加，於是就會向旁人抱怨喘不過氣、呼吸困難及其他各種呼吸不適和毛病。

當然，空氣進出的能力之所以下滑，除了呼吸肌衰退之外，還可以舉出年老、壓力、姿勢不良、肺部彈力低落、肺部或喉嚨的疾病和其他各種原因。

只是，要在各種原因當中消除呼吸的問題，最快最有效率的方法還是鍛鍊呼吸肌恢復功能。

換句話說，要防止呼吸力衰退或提升呼吸力，最短的捷徑就是強化呼吸肌。照理說只要強化呼吸肌，各位一定也能順利找回呼吸，讓呼吸年齡恢復青春。

這一章會介紹呼吸肌的運作機制，同時帶大家看看該怎麼強化。

呼吸肌的領銜主演是「肋間肌」

首先要說明呼吸肌是什麼樣的肌肉。

肺部被俗稱的肋骨所包圍，完全容納在名叫「胸廓」的籠狀空間當中。呼吸肌的位置能夠包圍整個胸廓，藉由擴張及收縮胸廓來震動肺部。

只是，就算一語概括為呼吸肌，肌肉類型也有二十種以上。與吸氣吐氣有關的肌肉統統都是呼吸肌。圍繞在胸廓外二十種以上的肌肉通力合作，讓胸廓擴張和收縮。簡單舉幾個例子，就是沿著肋骨生長的肋間肌，位在胸部表層的胸大肌，以及讓肺部上下震動的橫膈膜。除此之外，腹肌、背肌，以及脖子和肩膀周圍的肌肉也等於是呼吸肌。

而這些呼吸肌當中也有特別負責核心任務的肌肉組織，那就是肋間肌和橫膈膜。另外，兩者在運作當中是由肋間肌擔任呼吸運動的主角。就如前面也提到，啟動呼吸的主引擎是胸部呼吸肌的肋間肌，橫

呼吸肌的構造

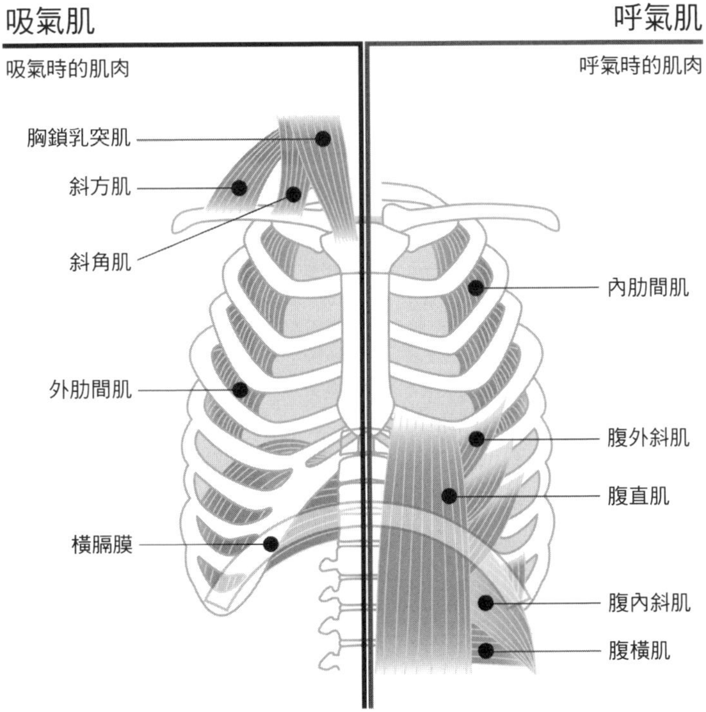
吸氣肌
吸氣時的肌肉
胸鎖乳突肌
斜方肌
斜角肌
外肋間肌
橫膈膜
呼氣肌
呼氣時的肌肉
內肋間肌
腹外斜肌
腹直肌
腹內斜肌
腹橫肌

膈膜的定位充其量只是副引擎。

就像這樣，肋間肌可說是支撐呼吸運動根基的呼吸肌。因此，大家在訓練呼吸肌的時候，也要鎖定目標鍛鍊肋間肌這個主角。

這本書常用「訓練胸部呼吸肌」一語形容，除非特別聲明，否則這裡的「胸部呼吸肌」指的就是肋間肌。

再者，肋間肌和其他呼吸肌雖然會在「吸氣」的時候讓肺部膨脹，「吐氣」的時候讓肺部收縮，卻不是憑單一肌肉完成「吸氣／吐氣」的雙重任務。其實是由「負責吸氣的肌肉」和「負責吐氣的肌肉」兩者分工合作，同時實際做到交互「吸氣／吐氣」的空氣進出。

負責吸氣的肌肉叫做「吸氣肌」，負責吐氣的肌肉叫做「呼氣肌」，兩者會分別扮演好自己的角色。

吸氣肌——負責「吸氣」的呼吸肌，會擴張胸廓讓肺部膨脹。肺部會藉由膨脹讓內部壓力低於外部，將空氣自動送進肺裡。

呼氣肌——負責「吐氣」的呼吸肌，會收縮胸廓讓肺部癟縮。肺部會藉由癟縮讓內部壓力高於外部，將空氣自動排出肺外。

以肋間肌的情況來說，就是由「外肋間肌」扮演負責「吸氣」的角色，「內肋間肌」扮演負責「吐氣」的角色。換句話說，假如外肋間肌擴張胸部，內肋間肌就會接著收縮胸部，吸氣肌和呼氣肌兩者就像這樣採取相反的行動，同時反覆做收縮運動。

這兩種肌肉彼此就是藉由「默契」互相協調，同時「讓呼吸一致」，分別扮演好自己的角色。我們的呼吸要藉由吸氣肌和呼氣肌的絕妙搭配方能成立。

肋間肌是獨一無二的「天選肌肉」

然而，胸部呼吸肌，也就是肋間肌，與其他肌肉比較之下會有個極大的特徵。

那就是幾乎由紅肌所組成。

各位知道肌肉分為白肌和紅肌嗎？白肌又稱「速肌」，是快速活動時使用的肌肉。特徵在於可以瞬間爆發龐大的力量，據說田徑短距離跑者的白肌比例就很多。反觀紅肌則稱為「慢肌」，是緩慢活動時使用的肌肉。特徵在於具有持久力，不易疲倦，據說馬拉松跑者的紅肌比例就很多。

短距離跑者和馬拉松跑者另當別論，原本大多數人的肌肉就是白肌和紅肌約占一半。假如是魚就會偏向其中一方，比方說「比目魚是白肉」或「鮪魚是紅肉」，但人類則是紅白兩色混雜在一束肌肉當中，紋路不會「只有白」或「只有紅」。無論是手臂的肌肉也好，腳部的肌肉也好，軀幹的肌肉也好，擷取任何部位的肌肉一看，都是由大約各占一半的白肌和紅肌混合而成。

不過肋間肌是例外。即使同樣是呼吸肌，橫膈膜和胸大肌也是白色跟紅色正好各摻一半，唯獨肋間肌幾乎都是紅肌。尤其是內肋間肌當中的白肌更是只有三%。

為什麼只有肋間肌幾乎都是紅肌呢？這恐怕是因為活著就要背負不得不然的宿命，一直不斷做呼吸運動。無論是睡覺還是清醒，呼吸肌都得要不眠不休孜孜不倦，持續做收縮運動七十年、八十年，有時甚至一百年以上。所以長出的肌肉就只有持久性高，不易疲倦的紅肌。

我認為肋間肌在某個意義上是「天選肌肉」。或許是為了永遠持續吸氣吐氣，創造人類的神明才會獨獨將這種呼吸肌設定成「特別規格」。

而正因為如此，才必須珍惜和妥善護理肋間肌這種「特別的肌肉」。我認為只要訓練這種「特別的肌肉」，讓呼吸功能保持健全，就能活出永保身心健康，始終年輕的人生。

胸部呼吸肌一定都有這種「特別的力量」。因此，請各位務必強化肋間肌，強化呼吸力，發揮「特別的力量」。

胸部呼吸肌熱愛有氧運動

那麼，該怎麼樣訓練肋間肌這種「特別的肌肉」，讓功能提升呢？

單刀直入來說，呼吸肌熱愛有氧運動。透過健行、慢跑、有氧健身操和其他有氧訓練，就可以提升功能。

或許也有人聽了「有氧運動」之後會覺得奇怪：「咦，不是該做無氧運動嗎？」

的確，假如是普通的肌肉，「肌肉訓練和其他無氧運動」就能有效鍛鍊。我認為要鍛鍊速肌（白肌），最好是舉啞鈴或深蹲，做需要一口氣施加龐大力道的力量型訓練。相信也有很多人為了強健腿腰或厚實胸肌，每天都做這種肌肉訓練。

然而，肋間肌跟普通的肌肉不同，幾乎都是紅肌。所以就算做了「有效鍛鍊白肌的肌肉訓練」也幾乎是白費工夫，反而必須進行「能夠高效鍛鍊紅肌的訓練」。

換句話說，就是有氧運動。

原本紅肌就是藉由大量攝取氧氣發揮力量。這種肌肉會在運動的同時攝取氧氣，利用氧氣產生能量，再利用能量活動身體。肌肉像這樣依序轉換能量產生力量，就算長時間運動也不易疲倦，能夠發揮優異的持久力。

因此，「紅肌肋間肌」適合在攝取氧氣時訓練。只要活著，呼吸肌就必須一直不斷做收縮運動，所以才需要非比尋常的持久力。為了發揮這種強大的持久力，也要每天做有氧訓練強化肌肉，維持和提升持久功能。

後面將會再次描述該怎麼進行有氧運動。總之這裡先請各位明白，有效鍛鍊胸部呼吸肌的不是力量型肌肉訓練運動，而是有氧型運動。

提升胸部呼吸肌能力的五個重點

呼吸肌是我們日常生活使用的肌肉當中最基本的肌肉。

真要說起來，就是「『平常在用』的終極肌肉」。白天也好，晚上也好，工作時也好，睡覺時也好，到高級餐廳吃飯時也好，到附近的便利商店買東西時也好，洗澡時也好，上廁所時也好，這種肌肉無論何時都不眠不休，持續做收縮運動讓空氣進出。

像這種從平常就持續使用的肌肉，最好還是在日常生活當中鍛鍊。尤其是在平常的生活中稍微花點工夫，平常的生活中稍微注意一下，同時建立持之以恆的模式。只要日積月累養成生活習慣，就會在不知不覺中鍛鍊出很大的力量。

那麼，究竟平常生活中要注意什麼地方，才能在這種模式下提升呼吸肌的力量？我們可以想到各式各樣的注意事項，鎖定其中最重要的部分，歸納出以下五點：

①改善姿勢抬頭挺胸
②做伸展操讓呼吸肌變柔軟
③發出長音或出聲唱歌
④吐光空氣訓練
⑤進行有氧運動和耐力運動

這五點可以在平常的生活中強化肋間肌，也能永保呼吸功能的健康。

接下來會稍微依序說明這五點為什麼重要。

呼吸肌訓練的具體方法將在第四章介紹。只是在這之前，請各位務必審視自己，留心平常的生活該怎麼過。

①改善姿勢抬頭挺胸

第一個重點是姿勢的問題。呼吸順暢與否和平常姿勢的好壞關係很大。

請稍微回顧一下自己平常的姿勢，是不是經常改善姿勢抬頭挺胸呢？還是說總是弓著身子，擺出彎腰駝背的姿勢呢？

假如是後者，就代表呼吸肌運用得不充分。想必其中也有人因為這樣，導致呼吸功能下滑。

為什麼不能弓著身子，擺出彎腰駝背的姿勢呢？這是因為弓著身子了之後，就不能充分擴張胸廓。

胸廓是保護肋骨，容納肺部的空間。呼吸肌會擴張和收縮胸廓來震動肺部，關於這一點前面就介紹過了。

只不過，要是從平常就弓著身子，形成偏屈肩，或是頭部往前伸的話，胸廓擴張的範圍自然就會變窄。原本可以一〇〇％擴張的地方，因為姿勢只能擴張到七〇％或八〇％，於是就不會用到呼吸肌了。

換句話說，假如類似這種「沒有充分使用呼吸肌」或「沒有充分擴張胸廓」的狀態持續下去，功能殘氣量就會增加，呼吸功能就容易低落。因此，平常就姿勢不良的人，習慣彎腰駝背的人，必須抬頭挺胸改善姿勢，好讓胸廓能夠確實擴張。

而且，從平常就採取挺直的優良姿勢，是紮實鍛鍊軀幹肌肉支撐身體的關鍵。

具體來說，就是要記得別讓豎脊肌、腰大肌和其他軀幹衰退。這些肌肉對身體來說扮演著類似「頂樑柱」的角色，要是這些頂樑柱變細，就會支撐不住頭部和上半身的重量，上身就會不斷往前傾，變成彎腰駝背的姿勢。

因此，為了不讓這些頂樑柱的肌肉消滅掉，平常也必須養成習慣做肌力訓練。這裡就不予詳細說明，但就算沒做高強度的肌肉訓練，單憑輕度的深蹲、踏四股（譯註：踏四股是相撲基本動作。兩腿要左右張開蹲低，雙手放在膝上。接著再輪流抬起兩腿，用力踩地）和其他簡單的訓練清單也就足夠了。

另外，改善姿勢的關鍵是「特意為之」。

比方說，假如從平常就特意「將頭部往後拉三公分」、「盡量避免低頭或身體前傾」、「盡量挺胸」、「雙肩往後挪」、「肚子施力挺直背脊」，姿勢應該就會跟著大幅改善。

還有，請各位走路時保持抬頭挺胸的姿勢，伸直膝蓋跟著節奏一步步行走。

只要以這樣的「優良姿勢」行走，每次呼吸時胸廓就會大幅擴張，也會為提升呼吸功能帶來相當良好的影響。

我們必須秉持「呼吸力要從平常的姿勢改善起」，學習挺直的優良姿勢。

②做伸展操讓呼吸肌變柔軟

那麼，我們就把話題轉移到下一個重點吧。

我從以前就推薦「呼吸肌伸展操」，當作提升呼吸肌功能的方法。

詳細的做法會在下一章說明，但是有沒有做呼吸肌伸展操，將會大幅改變呼吸肌的功能。

做了這個伸展操之後，呼吸肌就會恢復敏銳的動作，大幅震動胸廓讓肺部膨脹，得以落實更深更慢的「優質呼吸」。

為什麼呼吸肌伸展操會這麼有效呢？

那是因為肌肉有一項特性，就是做了伸展操收縮之後會增加彈性，變得柔軟。

原本呼吸功能衰退的重大原因之一，就是呼吸肌會隨著年齡漸長而老化。

任何肌肉一旦變得僵硬就不能完全收縮，活動力會下滑。以胸部呼吸肌來說，一旦變得僵硬就不能完全擴張胸廓，不能讓肺部完全膨脹，於是呼吸就愈來愈淺了。

這麼一來，功能殘氣量就會逐漸增加，以至於向旁人抱怨喘不過氣、呼吸困難及其他各種不適和毛病。

而且，要是肺部不能隨心所欲膨脹，呼吸肌就會收縮的更強烈，意圖幫助肺部運作，所以往往會變得愈來愈疲乏。

尤其是到了高齡之後，就容易陷入「呼吸肌僵硬↓肺部不會充分膨脹↓想方設法之後呼吸肌太過拚命，變得更加僵硬」的惡性循環，呼吸功能就慢慢降低了。

我們的呼吸功能之所以像這樣衰退，「呼吸肌僵硬」是非常重大的因素。

因此，要維持和恢復呼吸肌功能，做伸展操舒緩呼吸肌軟化僵硬的彈性就會相當有效。

肌肉做了呼吸肌伸展操之後找回彈力變得柔軟，這是跟「搖變現象」（Thixotropy）的機制有關。

簡單來說，這個現象就是肌原纖維（肌肉纖維的最小單位）的連結部分變得柔軟鬆弛。肌原纖維會像編織品的針腳一樣交互重疊及連結（這叫做橫橋），一旦賦予伸展操的伸展刺激讓它收縮，橫橋的連結部分就會拉長和軟化，可以伸縮得更靈活。呼吸肌藉由這個現象找回彈力，能夠矯捷地做出大動作，讓肺部膨脹和收縮的範圍更廣泛。

我認為呼吸肌這項器官是「柔軟」的關鍵。每天做伸展操，將呼吸肌保持在更柔軟更有彈力的狀態，這樣才會永遠健康地不斷運作。

因此，請各位務必參照一一二～一二七頁的做法，從平常就試著去做呼吸肌伸展操。然後將擴張胸部的肌肉舒緩及軟化，掌握深緩的「優質呼吸」，別讓呼吸功能永久衰退。

③發出長音或出聲唱歌

要在日常生活中提升呼吸肌之力的第三個重點是「聲音」。

各位在每天的生活當中會真的發出聲音嗎？當然，我們會跟家人交談，或是在公司跟同事聊天。

只是各位會深呼吸，高聲嘹亮地說話或唱歌嗎？聽別人這麼一說，相信也有不少人會驚覺「的確，我好久沒發出那麼大的聲音了……」吧？

然而，其實大聲發出長音是防止呼吸肌老化時非常重要的習慣。

原本「出聲」的行為就是藉由聲帶振動肺部吐出的氣息來進行。也就是說，大聲發出長音時，就是大口吐出長氣。所以，假如從平常就大聲發出長音，就能逐漸懂得大口吐出長氣，容易學會深緩呼吸。

而且，大聲發出長音之後，也就能夠伸展呼吸肌和肺部了。雖然常聽別人說「從肚子裡發出聲音就好了」，但只要矯正姿勢後大聲說話或唱歌，自己也能在發出聲音當中，了解胸部和肚子膨脹及收縮的感覺。

這證明了呼吸肌頻頻伸縮後會讓肺部膨脹和收縮。這種伸縮運動會變成適合呼吸肌和肺部的伸展操。

因此，請各位也要在平常的生活當中，增加「大聲發出長音的機會」。

下一章將會詳細介紹，生活當中有各種開心「大聲發出長音的方法」。朗讀和吟詩也不錯，唱卡拉ＯＫ就很好。大家務必要配合自己的生活節奏，讓「聲音」幫忙維持呼吸功能。

④吐光空氣訓練

第四個重點是「吐光空氣訓練」。

前面的章節也提到，一旦呼吸功能老化，「功能殘氣量」就會逐漸增加。由於呼吸肌之力低落，肺部就無法充分膨脹和收縮，於是「吐氣時肺部當中剩餘的空氣量」就增加了。

所以要訓練自己把氣吐得一乾二淨，盡量將肺部當中的空氣排光。

就算再怎麼想要吐光空氣，肺部當中多少會殘留空氣，但只要從平常就進行吐光空氣訓練，呼吸肌自然就能做出大動作，讓肺部大幅伸縮。

這樣就能讓空氣進出得更深更慢，減少肺部當中的功能殘氣量。

還有，要有效訓練怎麼吐光空氣，就要去做一般來說「適合鍛鍊肺活量」的訓練。關於這點將會在下一章詳細介紹，不過能在日常生活中開心進行的方法五花八門，像是吹箭和樂器演奏等等。

總而言之，擁有吐光空氣的力量代表呼吸肌有力量，呼吸年齡很年輕。各位一定要鍛鍊「吐光空氣的能力」，讓呼吸保持青春。

⑤進行有氧運動和耐力運動

最後的重點是「有氧運動和耐力運動」。

前面已經說明為什麼有氧運動適合提升胸部呼吸肌（肋間肌）的功能，這裡則要講解平常的生活圈當中該做什麼有氧運動。

有氧運動的種類也形形色色。像是健行、慢跑、馬拉松、游泳、水上有氧健身操、騎自行車、有氧健身操……

我認為基本上做什麼有氧運動都可以。任何有氧運動提升胸部呼吸肌持久性能的效果都值得期待，只要衡量好自己的年齡和體力，做喜歡的運動就行了。

只不過，在許多有氧運動當中，最簡單最容易持之以恆的運動還是健行。假如沒有自己特別想做或特別喜歡的運動，建議先從健行開始養成習慣。

另外，健行時選定時間和場所進行，像是「每天在公園走三十分鐘」、「一天走一小時」也沒關係，但我建議盡量安插在每天的生活當中，勤快走路。

比方像是「下班回家時從車站走到家二十分鐘」、「走到附近的超級市場買東西」、「到ATM提款時用走的過去」，每天生活中要移動時勤快走路，最後運動的效率也會比較好，容易持之以恆。

而且，請各位走路時要記得抬頭挺胸，擺出良好姿勢。前面也提到，以良好的姿勢行走後，胸廓就會充分擴張，能在步行時大口吸氣吐氣。

原本關於行走時的呼吸方法上，就算沒那麼留意也不要緊，但若一反常態特地「邊深呼吸邊走路」，有時反而會降低二氧化碳的恆定性維持功能，請各位小心。只要以如常的呼吸和如常的步調走路就行了。

只不過，「想要像運動一樣認真走路」的人，就要以不會氣喘吁吁的程度快步跟著節奏走。還有研究指出，只要跟著節奏快步走，就會從腦部分泌大量血清素、多巴胺和其他物質。這種大腦物質有個效用是療癒和穩定情緒，讓心情變得積極，相信在健行的同時也可以期待這種效果吧？

我認為以健行為首的有氧運動和耐力運動，就像是讓胸部呼吸肌長保健壯的「營養」。

因此，請各位在平常的生活中定期供應「營養」，討呼吸肌歡心。

前面也提到，對於「幾乎都是紅肌」的肋間肌來說，將大量氧氣送進來的有氧運動就像「塞滿營養的佳餚」。只要從平常就供應這份佳餚，呼吸肌應該就會振作起來幹勁十足地工作。即使年齡增長也必然不會衰退，持續永久運作。

關於提升呼吸功能的健行法，下一章也將會介紹壓箱絕活（呼吸肌健行：參照一三九～一四〇頁）。請務必參考這些內容，將有氧運動巧妙納入每天的生活當中。然後以「運動的營養」討呼吸肌歡心，同時讓呼吸功能維持到永久。

只要強化呼吸肌，健康壽命就會延長十年

目前為止已經講過呼吸肌的功能有多麼重要，以及該怎麼避免呼吸肌功能衰退。

各位覺得如何呢？請回顧一下自己的情況，各位有信心能讓自己的呼吸肌保持柔軟嗎？有信心能讓自己的呼吸功能保持年輕嗎？

假如覺得有點不安，建議馬上開始做呼吸肌訓練。

呼吸基本上是無意識進行的運動，許多人往往會置之不理，認為「現在沒有覺得特別不舒服，應該不要緊吧」。但是，假如就因此放著不管，呼吸肌的功能極有可能在歲月流逝當中下滑，演變成「等到發現時狀況已經惡化得這麼快」的局面。所以，就算沒有不適和自覺

症狀，也要盡早訓練比較好。

前面也提到，人類的生死要看呼吸而定。有些人將呼吸保持在良好的狀態，延年益壽，也有些人的呼吸肌早早報廢，英年早逝。

所以，假如不希望呼吸肌提早報廢，就應該趁現在拿出辦法來，而不是束手無策任由呼吸肌衰退，畢竟確實拿出應對方法保持呼吸肌健壯，將會讓我們的健康壽命大為不同。

然而，各位知道日本人的健康壽命比平均壽命短十歲左右嗎？

二〇一七年公布的日本人平均壽命為女性八十六．九九歲，男性八十．七五歲。只不過，男女的健康壽命都比這短十歲左右。

健康壽命是「能夠不因健康上的問題導致日常生活受限的期間」。總歸來說，就是代表很多人在健康壽命與平均壽命之間的十年缺口當中，必須過著受人援助和看護的生活。其中還有不少人是在臥病在床的狀態中度過漫長的歲月。

然而，我認為只要紮實強化呼吸肌，維持呼吸功能，也就有機會消除「健康壽命與平均壽命的十年之差」。

換句話說，只要訓練呼吸，健康壽命就可以延長十年。而這麼一來，就可以消除需要看護或臥病在床的期間，精力充沛健康長壽，直到大限的那一天為止。

原本我們健康生活所需的「基礎部分」，就是由每天的呼吸運動所支撐。所以不管是容易疲倦與否，活動好壞與否，或是血液循環與代謝的好或壞，甚至各個臟器是否正常運作，樣樣都可以說是跟呼吸有關。我們努力每天都能活得健康，扶助健康基礎的部分幾乎都由呼吸所支撐。

所以，我們人類「能夠健康生活的期間」會因呼吸的好壞而天差地遠。呼吸的功能可以維持得多麼良好，將會決定是否能夠延長健康壽命。

因此，各位要強化呼吸功能，強化「健康生活的基礎」。每天要訓練呼吸肌，努力做到深緩的「優質呼吸」。然後就能將衰退和老化一掃而空，維持長壽。

延長健康壽命的祕訣正是呼吸。呼吸是生命力的泉源，賦予心靈和身體生存的力量。

我們必須發揮這股呼吸力，維持精力充沛的心靈和身體，直到壽命盡頭的那一天為止。

第四章

藉由這項訓練獲得「最棒的呼吸」！

——一天五分鐘！

現在馬上就能實踐的十一個訓練清單

大幅提高呼吸功能的十一個訓練清單

第四章將會具體介紹強化呼吸的訓練方法。
首先是大致分門別類列出整體的訓練清單。

〈讓呼吸肌變柔軟的伸展操〉
訓練清單① 呼吸肌伸展操

〈吐光空氣訓練〉
訓練清單② 吹箭運動
訓練清單③ 水果吐籽大賽
訓練清單④ 挑戰「吹奏樂器」

〈透過「聲音」與「歌曲」做訓練〉
訓練清單⑤ 發音瑜伽

訓練清單⑥吟詩、唱歌和唸經
訓練清單⑦朗讀好文章
訓練清單⑧呼吸肌卡拉ＯＫ
訓練清單⑨洗澡時唱歌

〈呼吸肌健行〉
訓練清單⑩呼吸肌伸展操＋健行
訓練清單⑪呼吸肌伸展操＋上下爬樓梯

就像這樣，總計共有十一種訓練清單。只是，這當然不代表必須統統都要做。

原本訓練清單①的「呼吸肌伸展操」就是最基礎的訓練清單，對呼吸肌的效果也很高，所以只要把「每天做這點運動」放在第一位就行了。

至於其他的訓練清單②～⑪，我會建議從各個類別當中選一個來做。比方說，①的「呼吸肌伸展操」是每天做，④的「樂器」和⑦的「朗讀好文章」是每隔一天輪流進行，週末則嘗試⑩的「呼吸肌伸展操＋健行」，像這樣配合自己的喜好和生活方式適當搭配及實踐。

無論哪個訓練清單都能在輕鬆愉快中專心進行，而且也不會花多少時間。照理說單純的呼吸肌伸展操，只要有五分鐘就可以做得很充分了。

請各位務必在每天的生活當中持續採用這些訓練清單。然後好好強化呼吸，獲得「最棒的呼吸」幫助維持健康。

訓練清單① 呼吸肌伸展操

那麼，就馬上從「呼吸肌伸展操」介紹起吧。

首先要從基本做起。前面也提到，呼吸訓練的重點是在做的時候要改善姿勢。就如左圖所示，雙腿打開與肩同寬，抬頭挺胸筆直站立。

還有，伸展操中的呼吸基本上是從鼻子慢慢吸氣，從嘴巴慢慢吐氣。尤其是在吐氣時，請花上比吸氣時多一倍的時間來吐氣。

雙腿打開與肩同寬，抬頭挺胸。

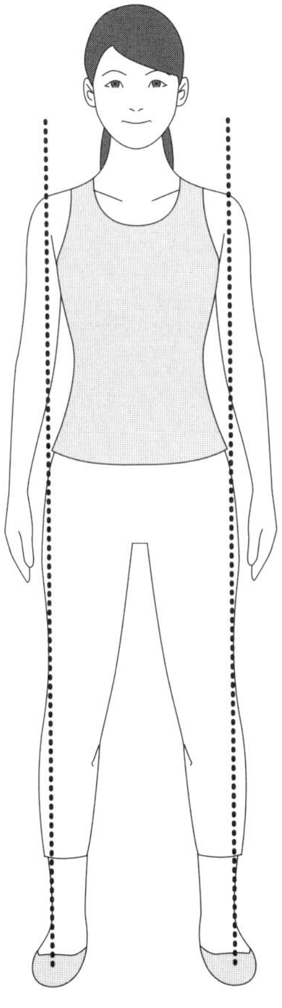

〈步驟1　肩膀上下擺動〉　次數：3～6次

現在要開始做呼吸肌伸展操。〈步驟1〉是要進行「肩膀上下擺動」舒緩肩部。肩膀上下擺動的用意是做呼吸肌伸展操的準備運動。呼吸肌伸展操會經常活動上半身，需要事先將肩膀變柔軟。所以要舒緩肩胛骨，讓胸部容易擴張。

呼吸不好的人多半雙肩前傾，肩膀和肩胛骨周圍的肌肉緊繃，也就是俗稱的偏屈肩。請搭配緩慢呼吸來做伸展操，舒緩這些部位。

呼吸時吸氣和吐氣的時機請效法〈步驟1〉。雙腿打開站立與肩同寬，從鼻子慢慢吸氣的同時抬起雙肩。等到吸完氣後，就從嘴巴慢慢吐氣，同時將雙肩放下來。另外，雖然光是肩膀上下擺動也可以練習掌握呼吸的時機，但可以的話，慢慢往前後轉動就會很有效。肩膀從前面轉動的同時抬起來，再在往後轉的同時放下來。這樣肩膀酸痛也會一掃而空。有類似煩惱的人不妨特別認真去做。

肩膀上下擺動

吸氣肌

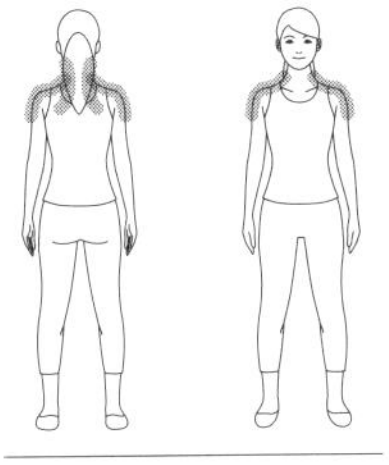

伸展部位

① 慢慢吸氣，同時抬起肩膀。

② 慢慢吐氣，同時將肩膀往後轉再放下來。

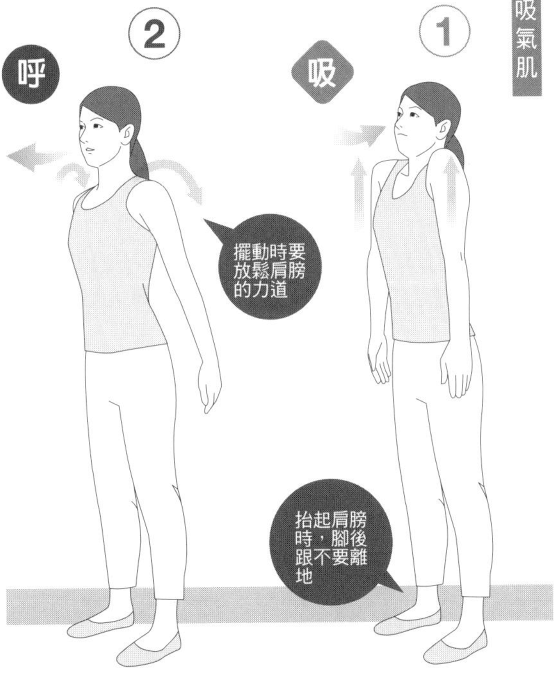
②
呼
①
吸
擺動時要放鬆肩膀的力道
抬起肩膀時，腳後跟不要離地

〈步驟2　頸部伸展操〉　次數：3～6次

〈步驟2〉是要軟化頸部的肌肉，讓吸氣更容易的伸展操。一旦頸部的肌肉收縮，肩膀就會抬起來，鎖骨就會往上提。還有論文指出，即使是胸部和腹部呼吸肌麻痺而無法呼吸的患者，也可以藉由鎖骨上下擺動來換氣。這也就是說，假如在跑馬拉松或做其他運動時覺得難受，就以肩膀呼吸和喘氣。

首先雙腿打開站立與肩同寬，邊慢慢吸氣邊將頭部往旁邊歪。同時將頸部伸展側的手臂伸往下方，做出用手掌按壓空氣的姿勢。伸出手臂後頸部的肌肉就會伸展得更厲害。接著從嘴巴慢慢吐氣，同時回到開頭的姿勢。另一邊也要以同樣方式進行，以上動作請重複做3～6次。

頸部的肌肉是用來吸氣的肌肉，要在吸氣的同時做伸展操。另外，頸部肌肉酸痛也是肩膀酸痛的原因。要時常消除肌肉的緊張，讓肌肉變得柔軟。

頸部伸展操

吸氣肌

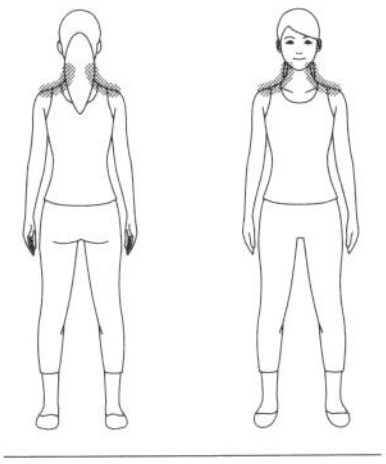

伸展部位

① 慢慢吸氣，同時將頭部往旁邊歪。

② 慢慢吐氣，同時回到原本的姿勢。

左右兩邊都要做

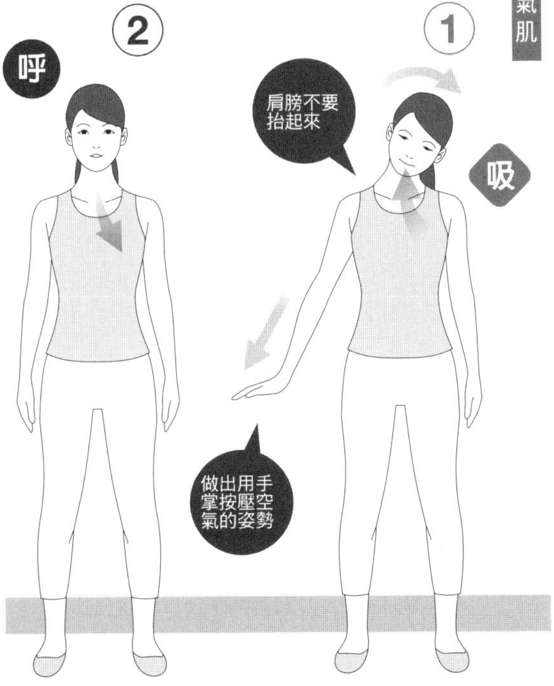

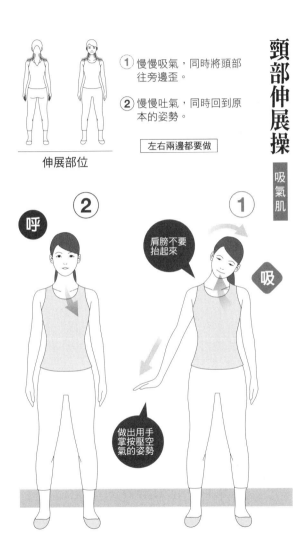

〈步驟3　胸部伸展操〉　次數：3～6次

〈步驟3〉是擴張胸廓，讓吸氣吐氣變得容易的伸展操。

首先雙腿打開站立與肩同寬，雙手抵住胸口上半部，再從嘴巴慢慢吐氣。

接著請各位伸直背脊，稍微抬起下巴，頭部稍微往後提，同時慢慢從鼻子吸氣。這時抵在胸口上的手要施力，將鼓起的胸口往下壓。

再來就是從嘴巴慢慢吐氣，同時放鬆手的力道，回到開頭的姿勢。以上動作請重複做3～6次。

只要習慣做這個伸展操之後，很快就能在呼吸時大幅擴張胸廓。只不過，要是在吸氣時身體往後彎過頭，胸部的空間反而會變窄，得不到充分的效果，請各位小心。

胸部伸展操

吸氣肌

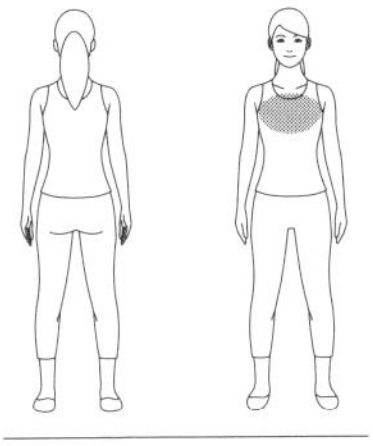

伸展部位

①

雙手抵住胸口上半部再慢慢吐氣。

②

慢慢吸氣，同時用手將鼓起的胸口往下壓。

接著再慢慢吐氣，同時放鬆力道，回到原本的姿勢。

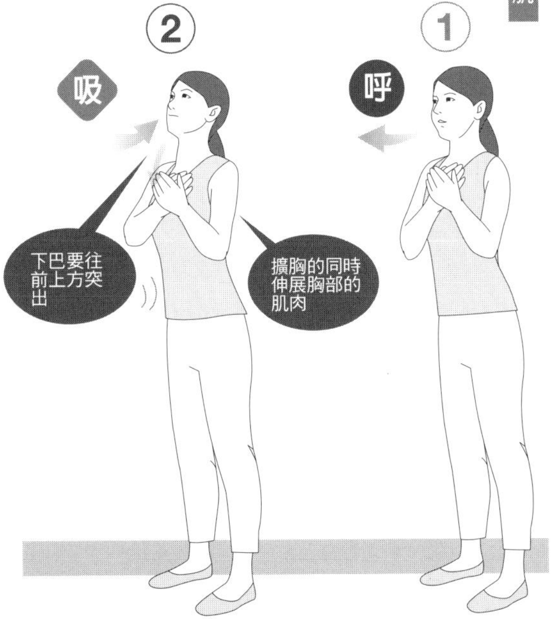

〈步驟4　軀幹伸展操〉　次數：3～6次

吐氣時會使用位在胸部下半部的軀幹肌肉。〈步驟4〉就是要取得身體的平衡，同時放鬆軀幹肌肉的伸展操。

首先，雙腿打開站立與肩同寬，雙手交叉在頭後，慢慢從鼻子吸氣。其次要慢慢從嘴巴吐氣，同時舉起手臂，做出伸懶腰的動作。這時交叉的雙手掌心不要翻面，手背朝上。

伸懶腰時腳後跟要保持著地。然後放下手臂，回到開頭的姿勢就完成一輪了。以上動作請重複做3～6次。

只不過，有空的人也可以再加一道伸展操步驟。當舉起手臂做出伸懶腰的動作時，就把手臂往後拉，同時從嘴巴吐氣。只要持續做下去，吐氣的「呼氣肌」就會變得柔軟，吸氣吐氣就能更輕鬆。

（注：肩膀動不了的人請跳過舉起手臂的動作，不要勉強）

軀幹伸展操

呼氣肌

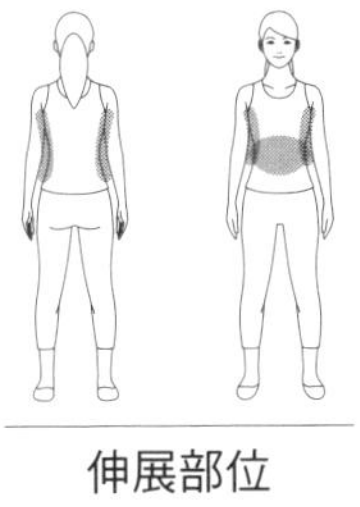

① 雙手交叉在頭後，慢慢吸氣。

② 慢慢吐氣，同時舉起手臂，做出伸懶腰的動作。

回到原本的姿勢，再慢慢呼吸。

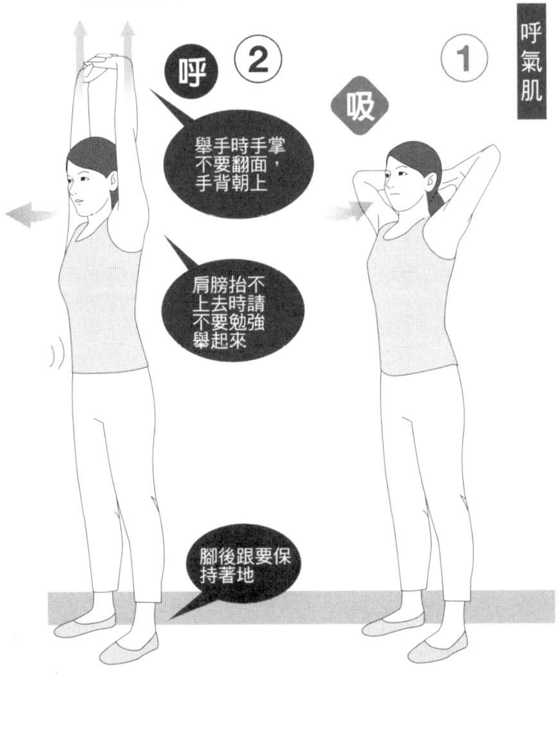
呼
②
舉手時手掌不要翻面，手背朝上
肩膀抬不上去時請不要勉強舉起來
腳後跟要保持著地
①
吸

〈步驟5　背部、胸部伸展操〉次數：3～6次

「吸氣肌」是吸氣時使用的肌肉，〈步驟5〉就是提升其柔軟度的伸展操。

首先，雙腿打開站立與肩同寬，雙手交叉在胸前。過程當中要慢慢從鼻子吸氣，慢慢從嘴巴吐氣。

接著要邊從鼻子吸氣邊將手臂緩緩往前伸，同時拱起背部。請在慢慢吸氣的同時盡量拱起背部，直到吸完氣為止。

另外，拱起背部時要記得做出抱著大球的姿勢。只要重心放在腳後跟，膝蓋微微彎曲，應該就可以拱好而不破壞身體的平衡。等到拱得夠彎之後，就從嘴巴吐氣，同時回到開頭的姿勢。以上動作請重複做3～6次。

這個伸展操會伸展背部和胸部上半部，提升吸氣的功能。既然是效果高超的伸展操，請一定要好好做。

（注：拱起背部時別忘了吸氣）

背部、胸部伸展操

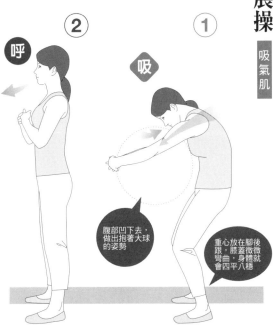

吸氣肌

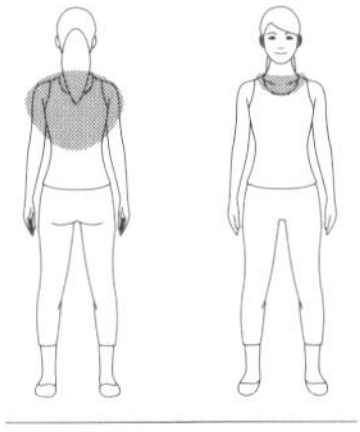

伸展部位

① 雙手交叉在胸前，慢慢呼吸。要在慢慢吸氣的同時拱起背部，將手臂往前伸。

② 慢慢吐氣，同時回到原本的姿勢。

〈步驟6　腹部、體側伸展操〉　次數：3〜6次

吐氣時使用的肌肉「呼氣肌」，也長在胸側到側腹之間。〈步驟6〉就是鍛鍊這些體側肌肉的速成伸展操。

首先，雙腿打開站立與肩同寬，單手抵在頭後，另一手搭在腰上，從鼻子慢慢吸氣。

其次從嘴巴慢慢吐氣，同時抵住頭部那隻手要舉起手肘伸展上半身。伸展身體的側面時，手肘到腳後跟要呈一直線。

等到吐光空氣後，回到開頭的姿勢就完成一輪了。另一邊也要以同樣方式進行，以上動作請重複做3〜6次。

另外，做這個伸展操時記得上半身要挺直，不要彎腰或扭動身體。胸側到側腹之間要好好伸展，讓「呼氣肌」舒緩及軟化。

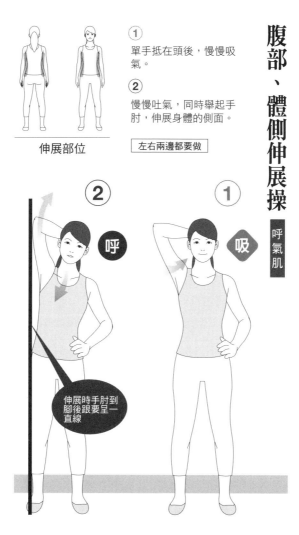

腹部、體側伸展操

呼氣肌

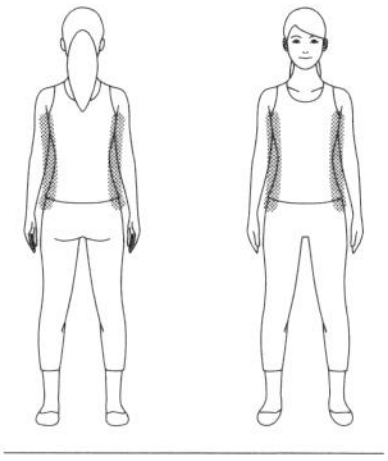

伸展部位

①
單手抵在頭後，慢慢吸氣。

②
慢慢吐氣，同時舉起手肘，伸展身體的側面。

左右兩邊都要做

〈步驟7　胸壁伸展操〉　次數：3～6次

〈步驟7〉是要舒緩及軟化胸壁呼氣肌。

首先，雙腿打開站立與肩同寬，雙手輕輕交叉在腰後並放鬆。

要在這個狀態下從鼻子慢慢吸氣。

等到吸完氣後，就從嘴巴慢慢吐氣，同時將交叉的兩手往下伸。做的時候請挺胸，將背部的肩胛骨往中間靠攏。

等到吐光足夠的空氣後，回到開頭的姿勢就完成一輪了。以上動作請重複做3～6次。尤其是很難挺胸的人，肩胛骨僵硬很難活動的人，請認真做做看。

以上就是呼吸肌伸展操的所有做法。呼吸肌伸展操隨時做都可以，一天做幾次也沒關係，做的時候要勤勞。我也建議大家養成習慣。

這種伸展操也可以早晚來做。我們一定要養成每天的習慣，好好強化呼吸肌。

胸壁伸展操

呼氣肌

① 雙手交叉在腰後，慢慢吸氣。

② 慢慢吐氣，同時將兩隻手臂往下伸。

回到原本的姿勢，慢慢呼吸。

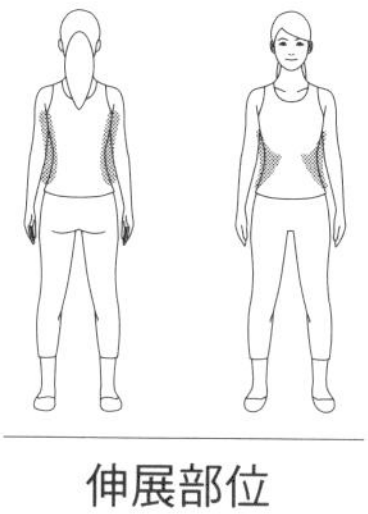

伸展部位

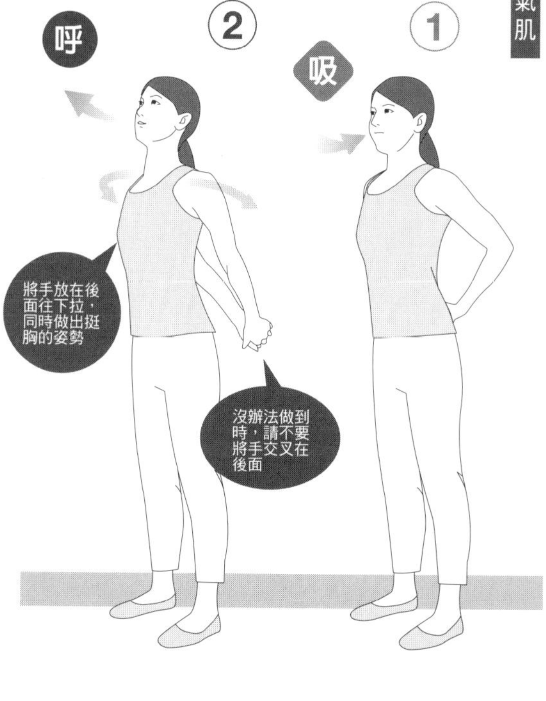

訓練清單② 吹箭運動

我是呼吸生理學的研究者，不過從醫科大學畢業後，曾在臨床麻醉科待過一段時間。每天要幫手術前的患者施打麻醉，診治住進ICU（加護病房）的重症患者。

施打麻醉的患者當中也有要動胸部手術的患者，他們會在術前做呼吸訓練。

訓練方法是叼著筒子吐氣，將筒中像是乒乓球般有點小的球吹起來。手術之後要將肺部調整為術前的狀態，以免肺部萎縮或失去功能。

另外，做呼吸復健時，還有個方法是分階段縮窄筒子製造阻力，要用力吸氣吐氣以戰勝阻力。

像這樣使用細筒子訓練，提升呼吸肌力的效果就會值得期待。

對了，各位知道最近正在流行「吹箭運動」嗎？從小孩、年輕人、中年上班族到老年人，參加者五花八門。就算沒有運動經驗也能開始接觸，不限年齡，跟聚集在設施裡的同好一起，像玩遊戲一樣寓教於樂，這就是會受歡迎的理由吧。

而吹箭正好適合培養「吐光空氣的能力」。這種運動要瞄準遠距離的靶子用力吹氣放箭，一定可以鍛鍊肺活量。

何況，就在集中精神想要射中靶子的過程之中，既可以培養專注力，射中靶子時的喜悅和成就感，也會消除每天的壓力。

最近日本全國的文化中心等地，學習吹箭運動的場所似乎也在增加當中。

為了開心維持和提升呼吸功能，也請務必試試這個方法。各位覺得如何呢？

訓練清單③　水果吐籽大賽

我以前在山形縣的「櫻桃吐籽大賽」當中，指導一群高中生如何將籽吐到遠處。

就如各位想像的一樣，這是在比賽能將含在嘴裡的種子吐得多遠。或許也有人會認為這很荒謬，但只要試著參加這種單純的比賽，就會覺得相當有趣。

在此我要建議各位把「吐籽大賽」用來當作呼吸訓練，大家覺得如何呢？這可以鍛鍊肺活量和其他呼吸力。

比方說，假如在老人院或其他高齡設施辦這種活動，既可以炒熱氣氛，也可以防止，說不定是一石二鳥。清掃吐出來的籽雖然很費事，但只要在庭院或運動場舉行就不會有大問題。

就算沒有特別準備櫻桃，用「梅乾籽」、「桃核」和「西瓜籽」也可以。大家也要試著讓肺部大幅膨脹，「噗」一聲用力吐出來，只不過，請大家千萬小心不要誤吞下去。

訓練清單④ 挑戰「吹奏樂器」

要訓練從肺部吐光空氣時，也不妨試試「吹出聲音的樂器」。吹奏樂器時，假如會發出長音就拉長聲音持續吹氣，如果是演奏成短節奏則必須分段用力吹氣。這樣就能在吹奏音樂的過程中提升肺活量，呼吸自然就練得起來了。

只不過，像小號、薩克斯風，以及其他必須施以九牛二虎之力才會發出聲音的樂器，就不太建議肺部虛弱的老年人吹奏。要調整或提升呼吸時，就算沒有必須強力吹奏或以特殊方式吹奏的樂器也沒關係，最好選擇任何人以普通方式吹奏都能輕鬆發出聲音的樂器。

我會推薦各位選擇陶笛、口琴、口風琴和直笛。這些樂器就算到了高齡也能輕鬆專心學習，請大家也一定要試試看。

訓練清單⑤ 發音瑜伽

近年來瑜伽似乎以女性為中心掀起很大的熱潮。

瑜伽原本是古印度的身心鍛鍊法，相當重視呼吸方式。因此我十分建議各位做瑜伽鍛鍊呼吸。實際學過瑜伽之後，就學會吐長氣和慢慢深呼吸的人也不少。

各位知道有一種瑜伽會替呼吸訓練更加分嗎？這個方法就是「邊出聲邊做的瑜伽」，有「聲音瑜伽」、「發音瑜伽」等稱呼。原本瑜伽就是在做的時候會反覆吟詠一種叫做「曼陀羅」（Mantra，真言）的詞句，要配合身體的姿勢發出這個聲音（日文將呼吸一致的狀態稱為「阿吽的呼吸」，這個詞也是源自曼陀羅）。

詳細的說明請容我就此省略，但在做瑜伽時要吟詠曼陀羅，同時讓聲音與身體合為一體，正好適合提升呼氣肌（吐氣時使用的肌肉）的功能。感興趣的讀者請務必挑戰看看。

訓練清單⑥ 吟詩、唱歌和唸經

前面也提到，我相當建議各位「大聲發出長音」來提升呼氣肌的功能。

原本在日常的對話當中就不常有「大聲發出長音的機會」，所以我會建議學習吟詩、唱歌或其他類似的技藝。照理說只要從體內發出聲音吟詠詩文，就會變成極為優秀的呼吸訓練。

讓這個方法特別有效的關鍵，就在於拉長一個詞句的音再高聲唸出來。藉由發出長音和持續吐出長氣，即可提高呼氣肌的功能。因此，高聲唸出詩句，或是高聲吟誦《般若心經》和其他經文也不錯。

最近學習這種才藝的人很少見，不過以前很多日本人會做這種「大聲發出長音的技能」鍛鍊呼吸和喉嚨，對提升健康很有用。

訓練清單⑦ 朗讀好文章

我也相當建議各位像那樣出聲朗讀好文章，當作呼吸的訓練方法。就跟吟詩、唱歌和唸經一樣，以優美的節拍一字一字出聲朗讀，這樣就能鍛鍊呼吸肌。

其中我最推薦的是「七五調的好文章」。七五調是日文才有的優雅節奏，由七個字和五個字的詞句重複組成。不只是和歌和俳句，許多好文章也會採用這種格式。而我認為許多日本人覺得懷念和愜意的這個節奏，原本就「契合日本人的呼吸」。

我以科學方式研究從創始以來歷經七百年的日本傳統藝術「能樂」，親筆創作能樂《溫蒂妮》，不過能樂基本上也是由七五調組成。既然以七五調為基礎，像我這樣的門外漢也就能創作能樂了。

由世阿彌創作的《雲林院》也是以七五調的優美詞句排列而成。這部作品以伊勢物語為題材，描寫當代第一美男子在原業平和二條后相戀的故事。

「仲春夜將臨，日暮未消月已至，吾等戀途哉？」

源平之戰能樂《屋島》的最後一句唱出戰爭結束，黎明來臨，緊張感依舊的樣子。

「春夜波光揭拂曉，敵眾乃群鷗，喊殺助威是海風，高松海風響，化做朝嵐一如常。」

歌唱時要將肺部當中的空氣全部吐出來。歌唱之後聲音就會變得嘹亮。

請各位務必嘗試這樣做，大聲閱讀「七五調的好文章」。如此一來聲音、呼吸和心靈必然會互相應和，湧起「日本人應有的感性」，訓練時就會興奮地發抖吧？

訓練清單⑧ 呼吸肌卡拉ＯＫ

要提升呼吸肌的功能，「出聲唱歌」也是相當有效的方法。

各位喜歡卡拉ＯＫ嗎？喜歡的話請不斷唱下去。就算五音不全也沒關係，只要高聲愉快地唱歌，任何類型的音樂都可以。

唱歌跟呼吸息息相關。原本我們就會藉由吐氣發出言語，將言語化為歌曲。認真思考吸氣時要怎麼唱，再在吐氣的同時發出聲音唱歌。這樣一來，自己的想法和心情就會寄託在「歌曲」上吐露及表現出來。

我認為只要配合音樂邊唱歌邊呼吸，身心的節奏就會穩定下來。前面的章節談到呼吸和情緒為一體，穩定呼吸之後情緒也會穩定，唱歌也是如此。假如在調整呼吸的同時以愉快的心情唱歌，就會紓解心靈和身體的僵硬，身心狀態會逐漸調整，趨於安定。

另外，假如想讓「出聲唱歌」發揮更大的功效，則不妨選擇「七五調的歌曲」。前面也提到，七五調的節奏原本就契合日本人的呼吸。只要唱了七五調的歌曲，就可以期待呼吸會更穩定，整頓心靈和身體的作用更明顯。

假如可以的話，最好是讓肺部當中的空氣大量進出，同時高聲唱出七五調的歌曲。採用這種唱法不但會改善呼吸肌的功能，心靈和身體的節奏也會穩定下來，讓呼吸訓練發揮更大的功效。

之前，我曾經參加了羅斯柴爾德家族夏綠蒂・羅斯柴爾德（Charlotte Rothschild）女士的慈善演唱會。眾所皆知，羅斯柴爾德家族讓蕭邦一炮而紅，而這個家族也培養了許多作曲家和音樂家。

羅斯柴爾德女士努力鑽研各種國家的音樂，特別喜歡日本的歌曲，就連在慈善演唱會上，也唱了瀧廉太郎的〈花〉、本居長世的〈七個孩子〉、岡野真一的〈故鄉〉和山田耕筰的〈櫻花櫻花〉等曲目。

她在二〇〇一年的東日本大震災後造訪東北，也開過復興支援演唱會，所公演的歌曲刻畫在日本人的心中。將七五調刻畫在心中的並非只有日本人。

她在安可時演唱了復興支援歌曲〈花開〉。這首歌也是以七五調為基礎。

各位不妨在去卡拉ＯＫ的時候唱唱看。總而言之，唱歌有保護呼吸和保護健康的力量。大家要和著音樂呼吸，以愉快的心情唱歌，在開心當中長保呼吸功能。

訓練清單⑨ 洗澡時唱歌

就算歌唱時沒有特地前往卡拉ＯＫ店也沒關係。在家裡或車上播放喜歡的音樂，和著曲子唱也不錯，無伴奏清唱當然也很好。

我會建議大家在洗澡時唱一、二首歌。浴室當中出聲會有回音，而在回音的作用下，就會覺得自己的歌聲聽起來不錯。實際上，以前我父親和爺爺也會泡在浴缸裡，一臉愉快地唱出他們自豪的嗓音。

而且，泡澡時熱水的霧氣對喉嚨和肺部也很溫和，對於呼吸也能充分護理。另外，只要在浴缸的熱水當中放幾滴芳香的精油，也就可以讓香氣療癒身心，同時洗個芳療浴了。這種狀態下唱一、二首歌，心情真是好極了。這不只對呼吸有效，消除壓力和疲勞的功用也相當值得期待。請一定要在入浴時實際做做看。

訓練清單⑩ 呼吸肌伸展操＋健行

前面也介紹過，為了提升吸氣吐氣的力量，我相當推薦「呼吸肌伸展操」和「健行」。不過，這兩者其實也可以用「組合技」的方式進行。

這也就表示健行的時候要納入呼吸肌伸展操。比方像是在公園等地散步時，先做呼吸肌伸展操再健行十分鐘或十五分鐘。然後穿插休息時間，再做一次呼吸肌伸展操，再健行十分鐘或十五分鐘。

只要像這樣在健行前做呼吸肌伸展操，就會舒緩呼吸肌擴張胸廓，輕輕鬆鬆就能健步如飛。有沒有穿插呼吸肌伸展操，不只會影響呼吸流暢度，其他地方也會截然不同。身體會舒暢，腳步會輕盈，前進很輕鬆。

另外，走個路就會氣喘吁吁的人，只要做了呼吸肌伸展操再走，應該也就可以走得很輕鬆了。附帶一提，這項效果已透過研究實際證明，研究對象是COPD的患者。通常，COPD的患者就算光是動一下也會喘不過氣，幾乎沒辦法走路，但若做了呼吸肌伸展操再走，就會緩和喘不過氣的症狀，大幅延長可以行走的距離。

另外，就如一一二～一二七頁介紹的一樣，呼吸肌伸展操有1～7的〈步驟〉，將這些步驟分成好幾次穿插在健行當中也沒關係。以下只是一個例子，整頓呼吸的〈步驟1〉一定要放進去，做完〈步驟1〉和〈步驟2〉之後步行五～十分鐘，做完〈步驟1〉和〈步驟3〉之後再次步行五～十分鐘，接著以同樣方式做完〈步驟1〉和〈步驟4〉，〈步驟1〉和〈步驟5〉，〈步驟1〉和〈步驟6〉，最後是做完〈步驟1〉和〈步驟7〉，以步行五～十分鐘收尾——像這樣根據自己的體力、步調和時間適當搭配來做也不錯。

總而言之，只要將呼吸肌伸展操和健行雙雙搭配進行，呼吸肌就會舒緩並擴張。請一定要每天養成習慣實際去做。

訓練清單⑪ 呼吸肌伸展操＋上下爬樓梯

最後要再介紹一個呼吸肌伸展操和健行的「組合技」。

不同於走路，這裡則是要上下爬樓梯。換句話說，就是爬上一、二層樓梯後，在樓梯平臺之類的地方休息，做呼吸肌伸展操。接著再爬上一、二層樓梯，再次休息後，再在樓梯平臺上做呼吸肌伸展操。下樓梯時也請各位照著上樓梯的方法做。

就如各位所知，上下爬樓梯可以鍛鍊腰腿。這不只能當作有氧運動提升呼吸功能，也可以高效強化下半身的肌肉。只要持續做下去，爬車站的樓梯時就一定不會再氣喘吁吁了。

只不過，大家可別做過了頭，在樓梯上滑一跤。跌倒也有可能會受重傷，這一點也請各位千萬要小心。

第五章

解決呼吸煩惱的Q&A

——氣喘、鼻塞、睡眠呼吸中止症、COPD、誤嚥性肺炎、咳嗽變異性哮喘

小煩惱也能一掃而空

「沒多久就氣喘吁吁」、「經常咳嗽不止」、「鼻塞沒辦法好好吸氣」……呼吸方面的問題正是許多人的煩惱。

其中一定也有人在煩惱至今仍不便請教他人的小問題，或是不斷糾結在大問題上，看過了好幾家醫療機構也沒有解決。

我認為從以前就對呼吸方面的問題抱持疑惑的人也不少。像是「貧血跟呼吸有什麼關係」，或是「靠呼吸就能瘦身的說法是真的嗎」，相信也有人從很久以前就懷著類似的問題左思右想（卻沒有解決）。

第五章當中會以Q＆A的方式，回答各位解決這種問題的方法。無論是什麼樣的事情，都不能將煩惱和疑問置之不理。請務必徹底解決自己的大小問題，幫助呼吸品質提升到更高的層次。

1

Q：我得了對人恐懼症，見了人就心跳加速……靠呼吸治得好嗎？

A：很有可能治得好。

要在別人面前說話時或碰上關鍵大事時，相信許多人會緊張怯場。愈是心想「不行，要冷靜」，呼吸就愈淺，胸口就愈是心跳加速，想必也有人是這樣的吧？

之所以會像這樣怯場，是因為在接收到不安、焦慮、緊張和其他負面情緒的同時，呼吸就會變快。前面也談到，呼吸和情緒會一體行動。緊張時呼吸會變快，快速的呼吸讓緊張感變本加厲，於是心臟就加速跳動了。

不過，只要用之前談到的呼吸訓練來掌握「優質呼吸」，就很有可能治得好。呼吸變了情緒也會變，呼吸平復後，不安和緊張也會平復。請各位務必要從呼吸克服面對人時產生的恐懼。

2

Q：人類一生呼吸的次數有幾次？

A：活到一百歲為止共計七億九千萬次。

以醫學書的說法來看，我們一分鐘平均呼吸十五次。這就表示一天空氣進出約兩萬次，一年約七百九十萬次。因此，以人生八十年計算就約有六億三千萬次，假設活了一百年，就會呼吸七億九千萬次。孩提時呼吸較快，一生當中的呼吸次數會再往上加。

說穿了，這樣計算呼吸次數是紙上談兵，還是認定每個人都大相逕庭比較好。

前面也提到，有些人的特質導致他們呼吸很快，有些人則呼吸很慢。情緒起伏大的人往往呼吸很快，性格悠閒自在的人往往呼吸也慢。所以，有些人一分鐘呼吸十八次，有些人一分鐘只呼吸十三次，這樣算來，總呼吸次數就會天差地遠。

附帶一提，有項資料顯示，人類的呼吸次數除了因特質而異之外，也會與身高成正比。換句話說，身材高大、體格健美的人往往呼吸深且緩慢，身材短小、矮個子的人往往呼吸淺而快速。

判斷標準終究是要看身高，而不是體重。原因在於身材高大的人肺部尺寸就大，能夠讓許多空氣進出。真要說起來，就是跟汽車一樣，尺寸大能釋出的排氣量就會比較大。

無論如何，就算有這樣的差距，我們一生也要吸氣吐氣好幾億次，藉此持續維持生命。

而「吸氣吐氣好幾億次」是會迅速衰退還是能長保健康，將會決定自己的生命能夠維持多長的時間。

所以，我們每天要「優質呼吸」，讓呼吸年齡保持年輕，讓自己的生命維持更長的時間。

3

Q：沒多久就氣喘吁吁，這是呼吸衰退的證據嗎？

A：氣喘吁吁是呼吸年齡下滑的「警告訊號」。

「以前就算三步併作兩步爬上車站的樓梯也沒怎樣，最近卻光是稍微爬得快一點就氣喘吁吁……」

「假如在穿越斑馬線時因為紅綠燈開始閃爍而

跑得快一點，單單這樣就會氣喘吁吁……」

各位是否心裡有數呢？

說白了，氣喘吁吁多半是呼吸年齡下滑的訊號。

原本氣喘吁吁就是顯示呼吸功能低落最淺顯的「警告訊號」。年齡漸長後，呼吸肌就會慢慢變得僵硬，肺部當中空氣進出的能力會下降，「功能殘氣量」會增加。於是呼吸就會變淺，不能隨心所欲攝取空氣，覺得氣喘吁吁、喘不過氣。

另外，前面也提到，呼吸年齡低落是從二十五歲左右開始一點一滴惡化。呼吸功能並不是到了年老之後，才會一口氣加速下滑。許多到了年老之後才抱怨呼吸出毛病的人，其實從年輕時功能就逐漸低落，只是老了之後才浮上檯面成為問題。

所以，就算實際年齡很年輕，但只要感覺到「呼吸年齡下滑」，就該盡早鍛鍊呼吸。傾聽氣喘吁吁的「警告訊號」，是察覺自己呼吸功能衰退，開始訓練的絕妙契機。

總而言之，假如氣喘吁吁就要自覺到呼吸年齡低落，徹底遵循身體發出的警告訊號，及時展開呼吸訓練。

4

Q：貧血的人多半呼吸短淺，是真的嗎？

A：是真的。不過，問題是出在「血液」而不是「呼吸」。

貧血的人往往呼吸淺速。貧血時不會運送足夠的氧氣，所以身體就把方向轉為「必須攝取更多空氣」，企圖藉由淺速頻繁的吸氣吐氣攝取更多空氣，於是呼吸就加快了。

歸根究柢，這與其說是「呼吸」的問題，不如說是「血液」的問題。

眾所皆知，貧血的人血液中的血紅素量往往會很少。要是血紅素的量很少，附著在血紅素上的氧氣量也會減少，於是血液就不能運送數量充足的氧氣了。

當然，只要實踐前面介紹過的呼吸訓練，貧血的人也可以將平常的呼吸變得深緩。改善淺速呼吸的習慣之後，也就可以減輕氣喘吁吁、喘不過氣或其他類似的毛病了。

不過很遺憾，這樣是治不好貧血的。要根治貧血，還是必須解決「血紅素量少」的基礎問題。

因此，剛開始要以解決血液問題為優先。我們應該前往醫療機構，接受鐵劑投藥、改善飲食、注射點滴和其他專業的治療。

附帶一提，我會給各位一個建議，那就是貧血的人要記得「腎臟護理」。當血液中的氧氣量很少時，腎臟就會分泌「製造血球的荷爾蒙」，增加紅血球的產量。而當腎臟加入支援行列後，照理說血紅素就會增加，能夠彌補氧氣不足的問題。

所以關鍵在於抱持正確的態度，別讓腎臟的這種功能降低。不要暴飲暴食，減少鹽分，多多攝取蔬菜，從平常就該避免造成腎臟的負擔。真要說起來，貧血的人必須改善血液的品質，護理腎臟會比護理呼吸更能增加血紅素。

5

Q：改善呼吸之後，就能治好怕冷體質嗎？

A：照理說只要增進呼吸，改善血流，就能治得好。

怕冷體質是因為血液循環差而引起。血液循環一差，血液就不會遍及腳尖和其他末梢部位，於是就會覺得冷了。

要改善血液循環，其實關鍵就在於呼吸。假如是深緩的「優質呼吸」，就會恢復自律神經功能，促進全身血液循環，讓血液遍及身體的每個角落。這麼一來，怕冷的煩惱自然也就會消除了。

另外，這道「增進呼吸→恢復自律神經→恢復血液循環」的流程不只會消除怕冷體質。就連皮膚粗糙、浮腫、便祕和其他各種不適，都能因為血液流遍全身，而朝著減輕或治療的方向轉變。可以說，消除每天輕微不適的關鍵正是呼吸。

6

Q：遲遲無法消除疲勞……靠呼吸會改善嗎？

A：假如容易疲勞的原因在於呼吸，就可以藉由訓練改善。

早上起床時還殘留著疲勞……昨天的疲勞留到今天，今天的疲勞留到明天，總覺得一年到頭都很疲勞……

疲勞的原因五花八門，呼吸也是重大的原因之一。

每天的壓力和不安，往往使得現代人的呼吸不知不覺變淺。假如呼吸淺短，沒有足夠的空氣進入體內，也就不能產生足夠的能量。於是往往才稍微活動一下就累了，無法順利消除這份疲勞。

而且疲勞是用腦感受的。假如一直懷著不安和其他負面情緒，就容易感到疲勞。

不管怎麼說，假如容易疲勞的原因在於呼吸時，就可以藉由呼吸肌伸展操和其他訓練來改善。只要掌握「舒暢的優質呼吸」，能讓足夠的空氣進出，既可以高效產生能量，面對壓力和不安也能保持從容。如此一來，就能轉變成「不易疲勞的身體」和「容易消除疲勞的身體」。

7

Q：「能靠呼吸瘦下來」是真的嗎？

A：呼吸會替瘦身的功效加分是事實。

「能靠呼吸瘦下來是真的嗎？」

「呼吸對瘦身有幫助嗎？」

偶爾女學生會問我這個問題。這麼說起來，書店裡也可以看到書籍和雜誌主張「○○瘦身法」或「用○○呼吸法瘦下來」。

先說結論，優質呼吸會替瘦身的功效加分是事實。

原本呼吸就是燃燒氧氣產生熱能的代謝活動。實際上我們也知道，要是燃燒氧氣後二氧化碳增加，就可以藉由產生的熱能溫熱身體。而且，只要從平常就進行「優質呼吸」讓空氣高效進出，產生熱能的力量也會提高，代謝就會上升。如果代謝提高，就會消耗許多能量，容易瘦下來。也就是說，進行優質呼吸可以瘦身。

還有，就如前面所言，胸部肌肉肋間肌的肌纖維是由紅肌所組成。紅肌會使用很多氧氣，提高能量代謝。假如充分使用胸部肌肉來呼吸，將會產出更多熱能，瘦身就輕鬆多了。

說起來，「因為想瘦下來而努力做特別的呼吸法」、「為了瘦身嘗試○○呼吸法」，類似這樣為了瘦身刻意運用呼吸，我總覺得是本末倒置。

反而像是「自從學會深緩的『優質呼吸』之後，不知不覺就已經這麼瘦了」，每天（在無意識間）提升呼吸的層次，最後得到好結果，這樣的過程才是原本該有的樣子吧？

另外，前面介紹過一連串的呼吸訓練，當然也能替瘦身加分。只要藉由訓練掌握「優質呼吸」和「年輕呼吸」，最後就可以獲得苗條的身體。

8

Q：鼻塞弄得呼吸好痛苦……有沒有簡單的方法消除？

A：請試試「溫熱策略」。

再怎麼想要優質呼吸，鼻子塞住了就沒辦法順暢地吸氣吐氣。因為鼻塞而覺得喘不過氣的人想必也不少。

鼻塞對於呼吸來說是非常難纏的敵人。所以我們必須記得平常就要暢通鼻道，以免鼻塞妨礙呼吸。

在此要介紹簡單有效的策略來擊退這個「難纏的敵人」。

有一個方法就是「溫熱策略」。鼻塞多半是由鼻黏膜充血引起，只要溫熱鼻子，血液循環就會變好，消除充血，進而暢通鼻道。藉由泡澡和淋浴溫熱鼻子也不錯，但我建議用「熱毛巾」覆蓋及溫熱鼻子。這時可以將沾濕的餐廳擦手巾和一般毛巾輕輕扭乾，裹在保鮮膜內，用微波爐溫熱再使用。

假如期待即效性，我會推薦使用噴鼻劑的血管收縮劑。各位可以向耳鼻喉科諮詢。

9

Q：過度換氣症候群會經由什麼途徑引發？

A：二氧化碳不足，身體偏鹼性，就會導致發作。

前面也提到，呼吸大致可依腦部的管轄區域分為三種。包括由腦幹掌管的「無意識呼吸」，由大腦掌管的「有意識進行的呼吸」，以及由邊緣系統掌管的「因情緒和不安變化的呼吸」。

過度換氣症候群指的是呼吸對不安和壓力反應

過度而失控的狀態，屬於上列呼吸中的「因情緒和不安變化的呼吸」。

通常我們像平常一樣呼吸時（腦幹掌管的「無意識呼吸」），會監測二氧化碳的量，控制身體不要太偏酸性或太偏鹼性。維持恆定性的功能非常重要，這一點前面也介紹過。

不過，要是邊緣系統承受不安、緊張和壓力，「因情緒和不安變化的呼吸」就會開始作用，快速激烈地吸氣吐氣。

然而，「因情緒和不安變化的呼吸」在發揮作用時，二氧化碳的控制功能就不會運作。因此，過量的二氧化碳就會在快速呼吸當中排出體外，身體就會偏向鹼性了。

這樣一來，就會引發呼吸困難、頭痛、心悸、痙攣和其他發作症狀。而且，二氧化碳愈不足，邊緣系統的活動就愈旺盛，發作症狀就會變本加厲。過度換氣屢屢發作的人，就會踏上這種惡性循環的道路。

另外，要平息過度換氣發作之際，以前採取的方法是從紙袋或其他容器吸自己吐過的氣，以提升二氧化碳量，現在則「盡量不用這個方法」。這個方法恐怕會讓血液中的氧氣濃度降得太低，二氧化碳升得太高，於是人們就逐漸改變了觀念。

總而言之，過度換氣症候群需要治療容易不安和緊張的習慣，需要從身心兩方面治療。有這種煩惱的人要到心身醫學科或其他相關科別接受適當的治療。

10

Q：睡眠呼吸中止症是很嚴重的疾病嗎？

A：可別小看這種病。置之不理也有可能導致猝死。

睡眠呼吸中止症是在睡眠中反覆陷入無呼吸狀態，造成強烈的睡意、專注力低落和其他負面效應，對白天的活動帶來不良影響的疾病。據說日本有三百萬名以上的患者，也就是說每四～五名成人當中就有一人有睡眠呼吸中止症。

最常見的類型是頸部和喉嚨周圍附著脂肪或扁桃腺肥大，堵塞喉嚨的上呼吸道所致。空氣會經過的上呼吸道遭到壓迫和堵塞，不再吸氣吐氣。就算只是暫時現象，但因停止供應氧氣給腦部和身體，所以生物蒙受的損害也會非常大。其中也有案例是對睡眠呼吸中止症置之不理，導致腦中風和心臟病猝死。因此，請心裡有數的讀者接受專科醫生的診斷，趁早治療。

這裡還要介紹一則以睡眠呼吸中止症為主題的逸事。

從前從前，森林之泉有個妖精溫蒂妮，跟騎士漢斯墜入情網。溫蒂妮想要跟漢斯結婚，泉水之王卻以「人類擁有一顆背叛的心」為由，不准兩人交往。然而，溫蒂妮的思念實在太強，於是泉水之王就允許他們結婚，並且對漢斯下了一個詛咒：「假如你背叛溫蒂妮，就會在墜入睡眠之後無法呼吸而死。」

結果，溫蒂妮與漢斯的戀情沒有得到回報。而施加在漢斯身上「睡了就無法呼吸的詛咒」，就在不知不覺間被稱為「溫蒂妮的詛咒」（Ondine's Curse），當作睡眠呼吸中止症的別名。

這則故事的原作是一八〇〇年代早期德國作家福溝（Friedrich Fouque）撰寫的小說《渦堤孩》（*Undine*）。爾後，一九三九年法國的尚・季洛社（Jean Giraudoux）就改編成戲劇《溫蒂妮》，同樣造成轟動，在世界各地上演。其實我自己也改編《溫蒂妮》，創作成能樂演出的劇目。能樂是呼吸和情緒的藝術。《溫蒂妮》說明睡眠時呼吸的重要性，最適合當作能樂的主題。

能樂《溫蒂妮》有能樂這個獨特的舞臺，不能直接將戲劇當成能樂來演。

能樂版是從漢斯已經身亡的地方開始演起。溫蒂妮在漢斯死後仍然住在泉水的旁邊，持續思念著他。泉水之王看溫蒂妮這樣很擔心，於是就讓漢斯再度復活在這個世上。而且泉水之王還施了一個法術，假如漢斯再度背叛溫蒂妮，這次不只漢斯會死，溫蒂妮也會失去關於漢斯的一切記憶。

11

Q：COPD就算是非吸菸者也會發病？

A：非吸菸者也會發病。

第一章也介紹過，COPD（慢性阻塞性肺病）這種疾病會在肺部引發慢性炎症，導致肺部氣腫，出現氣喘吁吁、呼吸困難、咳嗽、痰液和其他非常難受的呼吸器官症狀。

一般人多半誤以為COPD是「因為吸菸引起的肺部疾病」。其實，要說原因以吸菸占大多數是沒錯。但就算是非吸菸者，只要周圍吸菸的人很多，自己吸入了二手菸，也有可能罹患COPD。何況，儘管當事人的確沒吸菸，家人和周圍的人也完全沒吸，罹患ＣＯＰＤ的人也相當多。

那麼，為什麼沒有吸入香菸卻會得ＣＯＰＤ呢？

從香菸以外的原因來說，也有可能涉及空氣汙染、汽車廢氣、職場和工廠排出的煤煙和煤塵等要素，但我們別忘了一點，那就是ＣＯＰＤ的肺部變化「亦由呼吸年齡老化而起」。

前面也提到，要是呼吸器官老朽，導致肺部氣腫、肺部僵硬或呼吸肌僵硬，吸氣吐氣的能力就會掉到谷底。這樣一來，功能殘氣量就會增加，稍微動一下就氣喘吁吁，一天到晚為咳嗽、痰液和喘不過氣所苦，也就是要承受與ＣＯＰＤ相同的症狀。

因此，非吸菸者也會罹患ＣＯＰＤ，假如讓肺部和呼吸肌衰退，任何人都有可能罹患ＣＯＰＤ。

許多人一旦罹患ＣＯＰＤ，呼吸本身就會

變得難受，身心俱疲，無法經營普通的日常生活，QOL（Quality Of Life，生活品質）也會明顯下降。為了防止陷入這樣的狀況，我們也要趁現在好好維持呼吸的健康。

12

Q呼吸衰退之後「吞嚥能力」也會下滑，容易罹患誤嚥性肺炎？

A是真的。請小心誤嚥和誤嚥性肺炎。

最近「誤嚥性肺炎」備受矚目。

這是食物或飲料誤入呼吸道，因為誤嚥物導致肺部引發炎症的疾病。

肺炎是日本人死亡原因的第三名，其中誤嚥性肺炎所占的比例就高達七成以上。一旦誤嚥性肺炎破壞肺部就不能交換空氣，導致相當多人無法呼吸而死。

原本「空氣進出」和「吞嚥」就是共用喉嚨，常常合力運作的系統。我們的喉嚨會在喉頭的部位分岔為「通往肺部的呼吸道」和「通往胃部的食道」。

而在分歧點上區隔兩者的則是會厭這個「喉嚨的蓋子」。這個蓋子平時會打開呼吸道讓空氣流通，吞嚥飲料和食物時則會瞬間堵塞呼吸道，讓內容物通往食道。另外，呼吸系統也會跟這個動作連動，吞嚥時會屏息，吞嚥後會吐氣，提供協助以免飲料和食物進入錯誤的通道。

然而，要是喉嚨的肌肉在年老之後變得脆弱，「喉嚨的蓋子」就不會牢牢關上，飲料和食物就容易進入呼吸道。而且，要是喉嚨的肌肉衰退，呼吸力也很有可能會衰退。一旦呼吸功能下降，抓準時機配合「吞嚥」屏息和吐氣的能力也會下降，快要誤嚥時藉由咳嗽吐出的能力也會下降。當這些要素碰在一起，喉嚨的交通指揮就會失靈，造成誤嚥。

換句話說，「空氣進出的能力」和「吞嚥能力」是命運共同體。吞嚥的衰退會牽連到呼吸的衰退，呼吸的衰退會牽連到吞嚥的衰退。因此，假如呼吸功能下降，就要想到「吞嚥功能」也在下降，該多加小心誤嚥和誤嚥性肺炎。

而正因為如此，我們才需要從現在起鍛鍊呼吸，好好保持「空氣進出的能力」。這也是為了避免「吞嚥能力」下降。

13

Q：咳嗽變異性哮喘是什麼樣的疾病？

A：這種疾病會讓喉嚨的黏膜變得粗糙，稍微一點刺激就咳嗽不止。

大家在染上感冒之後，就只會咳得沒完沒了嗎？喉嚨會發癢，稍微一點刺激就咳嗽不止嗎？假如各位心裡有數的話，或許就是得了「咳嗽變異性哮喘」。

這種疾病會讓喉嚨的黏膜變得粗糙，引發炎症，哪怕是些微刺激也會產生過敏反應，咳嗽不止。

舉個具體的例子來說，就是會看到以下的症狀：「光是外出吸到冷空氣就咳嗽不止」、「光是待在吸菸者三公尺以內的地方，就會咳個不停」、

「電車內的香水味嗆得我咳個不停」、「以固定的腔調講電話時會咳嗽不止」，或是「清晨氣溫下降後就咳個不停」，像這樣因為溫差、壓力、化學物質和其他些微刺激而咳個不停。

假如為這種症狀所苦，就不能置之不理。「咳嗽」這種行為要消耗許多能量，咳一次就會耗掉好幾大卡。相信也有很多人「一直咳嗽就會累」，其實這會造成身體非常龐大的負擔，當然也會對肺部、支氣管、氣管、呼吸肌和其他呼吸器官帶來極為巨大的不良影響。假如長期置之不理，說不定也會讓呼吸年齡大幅衰退。

而且還有案例顯示，要是將咳嗽變異性哮喘放著不管，就會變成真正的哮喘，或是其他肺部和喉嚨的疾病。

因此，假如覺得「最近一直在咳」，請趁早接受胸腔科的診斷。最近的藥有很好的療效，藉由藥物治療就會消除症狀，快得出人意料。以前咳個不停時會吸入「類固醇劑」，類固醇劑也要使用藥效溫和的產品，這樣就不必擔心藥物成癮。

總而言之，我們不能小看咳嗽。為了讓呼吸年齡保持年輕，也要記得趁早做適當的處置。

14

Q：為咳嗽不止所苦時，有沒有方法可以舒服點？

A：可以靠「姿勢」、「溫熱身體」、「冷氣」和其他方法處理。

前面的小節當中也提到，基本上在咳個不停時，就要前往醫療院所接受治療。不過，還有幾個方法「照做之後就會輕鬆很多」。

比方說，我建議在夜裡咳得厲害睡不著時，就直起上半身，背部彎曲，做出抱著被子或大型靠墊的姿勢。這叫做「起坐姿勢」，採取這個姿勢以後，肺部的充血就會減輕，變得不易咳嗽。

另外，咳嗽好發在身體冰冷的時候，所以也要記得溫暖身子。這時不妨嘗試用些方法，像是「慢慢泡進暖呼呼的浴缸裡溫熱全身」，或是「喝湯、熱牛奶或其他溫飲暖暖喉嚨」。另外，替吸入呼吸道的空氣加溫也很重要。只不過，冬天用空調為房間加溫時要記得加濕，防止房間的空氣過於乾燥。

15

Q：為保呼吸順暢，從平常就該戴口罩？

A：口罩是適合呵護呼吸器官的工具。

最近戴著口罩的人正在增加當中，而且既非罹患感冒，也不是感冒或花粉症的好發季節。我認為這是保護呼吸器官的「絕佳習慣」。

口罩有益呼吸，是因為保護喉嚨的黏膜和呼吸器官不受冷空氣和乾燥的空氣侵襲。能以自己吐出的氣提高口罩內的溫度和濕度是一項優點。換句話說，口罩不只會防止病毒、花粉、灰塵和其他異物入侵，也是相當優秀的空氣調節器。聽說歌手、播報員和其他愛護喉嚨的人當中，其實也有很多人夜裡會戴著口罩入睡。

近來市面上也販賣「芳香口罩」、「保濕功能口罩」、「噴霧功能口罩」和其他各種高功能的口罩，請務必主動利用這些產品。

只是，跟別人溝通時，戴著口罩不會給人好印象。戴口罩也要懂得看時間和地點。

16

Q：呼吸會平復心情是真的嗎？

A：優質呼吸具有讓人放鬆的功效。

各位看了家人呼呼大睡的樣子，心情會覺得安詳嗎？

其實這是有理由的。睡眠時穩定的呼吸當中具有讓人放鬆的功效。而且像這種親近之人的呼吸節奏往往會投射到別人身上。

看著家人安詳的睡臉，不知不覺自己也睡著

了，擁有這種經驗的人想必也很多。沉睡之人的呼吸節奏會感染到觀看者身上，以至於呼吸變得安詳，沉沉入睡。

另外，這種將呼吸變得安詳的作用，也已從動物實驗中證明。

從實驗中可以發現，假如養一隻老鼠就會早死，如果再增加一隻同伴改成養兩隻，則會活得比較久。只不過，就算這時增加的老鼠「紋風不動只會呼吸」，另一隻老鼠也會長壽。

或許動物身上設置了一種本能，光是待在「正在呼吸的同伴」身邊就會安心。

我們人類也是孤單一人就很難活下去的生物。親近家人、同伴和其他「正在呼吸的人」，感受他們的氣息，是活在漫漫人生當中相當重要的關鍵。

附帶一提，我以前跟玩具廠商共同開發過「呼吸絨毛玩偶」。

打開絨毛玩偶的開關，牠的胸膛就會規律地膨脹收縮，能夠感受到與人類相同的呼吸步調。

換句話說，我們追求的功效是「只要抱著這隻絨毛玩偶睡覺，就會呼吸安詳，一夜好眠」。

遺憾的是現在已經不再販賣這項產品，但使用過的人也向我們表示「多虧了牠我才睡得著」。

就算有了絨毛玩偶，也要「讓人感受到身邊的氣息」，這樣才會為人帶來深切的安心和安詳。

17

Q：寵物的毛和灰塵會影響肺部和呼吸器官的健康嗎？

A：對過敏的人就不好。

狗、貓和其他寵物的毛、灰塵、花粉……相信也有很多人認為，要是這種東西跟空氣一起進入體內，就會對呼吸器官產生不良影響。

當然，對這種物質過敏的人確實是碰不得。既然會導致哮喘和其他過敏症狀，就該請各位避之唯恐不及。

只是若沒有過敏的話，這些物質對呼吸器官的直接傷害就不大，不必那麼神經質也沒關係。只要以普通的方式掃除，以普通的方式保持清潔，就不會出大問題。

恐怖的反而是香菸、廢棄和其他PM2.5的化學物質吸進肺部。我們身體具備的防禦機制沒辦法去除這種物質，要是大量吸入肺部，就會產生許多肺部疾病。尤其，是香菸更該絕對禁止。

人盡皆知的事情無須說明，吸菸的人該充分自覺到「香菸會縮短能夠呼吸的時間，等於是親手縮短自己的生命」。

第六章

改變呼吸之後，人生也會改變

——調整呼吸之後就會調整身心。調整身心之後也會調整人生。

為什麼奧林匹克運動員要在比賽前調整呼吸？

我認為人生要成功就免不了「優質呼吸」。

只要懂得優質呼吸，就會產生餘裕讓身心都覺得舒暢。如此一來，觀念和行動當中自然也會產生冷靜從容的餘裕。如果觀念和行動當中擁有這樣的餘裕，就容易跨越眼前的障礙和目標了。

所以我深信，平時懂得優質呼吸的人，就能輕而易舉地把成功招來自己的身邊。

讓冬季奧運熱血沸騰的獎牌獲得者，個個都會在競賽開始之前妥善調整自己的呼吸。花式滑冰的羽生結弦選手也好，競速滑冰的小平奈緒選手也好，跳臺滑雪的高梨沙羅選手也好，活躍於平昌奧運會上的選手統統都會調整呼吸，提升專注力，但也會小心翼翼地維持平常心。

那是因為他們洞悉到呼吸的重要性，調整之後才能發揮自己應有的表現。或許是以往的練習和比賽當中累積了許多成功和失敗，逐漸體會到「呼吸對個人表現的影響竟然這麼大」。

說起來，不只是競賽前的選手，會因為呼吸的好壞而影響自身的表現。諸如接受重大考試的學生，以及要在一大批人面前做簡報的商務人士，也適用這項定律。

這也就表示套在任何人身上都行得通。也可以說，是否能在「一次定勝負」當中發揮實力，拿出自己應有的表現，就取決於能不能妥善調整呼吸，讓身心都擁有足夠的餘裕。

當然，這不代表唯有呼吸才是一切，但至少呼吸是相當重要的關鍵，能夠扭轉自己的表現邁向成功，這是不容否定的事實。

最後一章就是從這一點著手，探討每天呼吸的好壞對我們人生帶來的龐大影響。

呼吸有個功能在於將「不穩定的自己」恢復成「如常的自己」

呼吸是我們人類維持生命運作如常「至為基礎的運動」。吸氣吐氣如常進行，就證明了我們「如常生存」。所以當我們陷入危機焦慮不安時，當我們驚慌失措時，或許就該弄清楚呼吸的動態，慢慢調整呼吸，試圖恢復成「如常的自己」。

前面也提到，我在東日本大震災的一年後，就前往岩手縣的一間小學指導呼吸。當時孩子們表面上裝作「如常」，身心卻沒有完全恢復「如常」。就如淺速呼吸所顯示的一樣，強烈的不安和悲傷在身心的底層根深柢固。

然而，當我指導步調深緩的呼吸後，孩子就慢慢想起「如常的自己」，情緒和呼吸都變得穩定，逐漸找回原本的自我。

換句話說，呼吸有個功能在於將「不穩定的自己」恢復成「平穩如常的自己」。只要恢復呼吸這個「讓一己生命運作的基礎部分」，身心一定都能慢慢恢復成「如常的狀態」。

所以，當我們調整呼吸之後，就會回復成「如常的自己」，讓自己這個人重新站起來，得以面對往後的人生。就算陷入難受、悲傷、不順或低迷，但只要好好重整呼吸，就可以戰勝這些難受的事情，重新建立平穩如常的自己。

因此，假如大家的心靈或身體也陷入不平穩的狀態，就要隨時回復「讓一己生命運作的基礎部分」，讓呼吸平穩下來。只要在過程當中重整自己，同時發揮自己應有的力量就行了。

我認為就算陷入難受、悲傷、不順或低迷，也能妥善恢復成「如常」的自己，讓自己重新站起來的人，才是「真正的強者」。

或許奧運獎牌獲得者和其他一流的選手，就是在鑽研這種「真正的強大」。而正因為如此，即使站在會帶來壓力的大舞臺上，也能確實守住「自己的呼吸步調」，不喪失「自己如常的步調」，發揮符合實力的表現。

織田信長頗通「呼吸力」

我認為古代日本人是憑經驗熟知這種「呼吸力」的。

我們就舉歷史上的人物為例吧。比方像織田信長就頗通「呼吸力」。

各位知道信長總是會在「決戰時刻」舞一曲能樂《敦盛》嗎？

「人生五十年，與天地長久相較，如夢又似幻。」

相信許多人聽到這一段之後，就會猛然回想起來吧。

歷史電視劇當中經常描繪信長包圍在火焰當中舞出這段能樂的模樣，將這視為本能寺之變時的名場面。信長在本能寺之變的時候有沒有真的跳舞尚未成定論，不過他在決勝負時喜歡舞一曲《敦盛》則是事實。《信長公記》中也記載到，桶狹間之戰的前一晚就是在歌舞過這首能樂之後才出征的。

而我認為信長會跳《敦盛》，是為了在決勝負時調整呼吸。這一點曾在ＮＨＫ《歷史祕話》的信長專題節目當中說明過。

能樂緩慢的節奏能夠讓呼吸平穩，變得深緩。信長一定是覺得必須穩定呼吸，讓自己確實平穩下來，方能在決勝負時發揮力量，度過重大的危機。所以為了在關鍵場面中找回強大的自己，才要舞一曲《敦盛》。

這麼說來，許多在奧運當中大顯身手的選手，也會在一次定勝負之前，聆聽自己喜歡的音樂舒緩身心。真要說的話，就是藉由聆聽自己的「勝負曲」讓呼吸安定，同時提升專注力，厚植自身實力，以便能有傑出的表現。

或許對信長來說「勝負曲」就是《敦盛》吧。只要歌舞過《敦盛》，呼吸就能安定，提升專注力。如此一來，就可以在眼前一次定勝負的「大戰役」當中，發揮「最佳的表現」。

當然這只是我的推測，不過信長對這種「呼吸力」應該是知之甚詳。而正因為如此，才能在好幾場戰役當中穩定發揮強大的實力，戰勝好幾次危機，在短暫的人生中獲得龐大的成功。

日本傳統文化因「探求呼吸」而發達

所謂的呼吸就是「生存之力」吧？

生存是什麼——

假如要追究下去，最後似乎不得不正視一天到晚隨時不斷「吸氣吐氣」。也就是說，「生存」就是「吸氣吐氣」。所以，古代的日本人會鑽研呼吸，探求呼吸，從中找出生存之力（吸氣吐氣之力）。

鑽研呼吸的並非只有織田信長這樣的武將。古代的日本人無論是貴族、僧侶、藝術家或是庶民，個個都想要從呼吸中找出生存之力。證據在於只要回顧古代的日本人流傳至今的文化和藝術遺產，就可以一窺許多人發現呼吸力，試圖從中誘發力量的足跡。

比方說，室町、戰國和江戶近世時期發達的茶道、花道、香道、劍道、柔道、空手道和其他冠上「道」的文化，個個都要著重呼吸和時機。

尤其是茶道和花道追求的「侘寂」，更是要削除所有多餘的事物，從樸素的幽靜中追求價值，以日本獨特的美學意識而聞名。我認為古代的日本人像這樣削除所有能削除的，再從最後剩餘的東西尋找價值，這也就表示他們試圖在鑽研呼吸。

前面也提到，追求生存的定義到了最後，剩下來的就是呼吸。架構出茶道、花道和其他日本傳統的先人一定十分清楚，人生也好，人的生死也好，將所有多餘的東西削除到最後，就會是呼吸。另外，他們也十分清楚，善加活用最後剩下的呼吸，正是一個人在這個世上締造光輝人生的方法。

附帶一提，我早在約二十年前就把能樂當成興趣。

能樂正是「呼吸的身體藝術」。

能樂要戴著面具表演，既不將情緒顯露在外，也不做大動作表現情感。那麼，要怎麼傳達情緒的波動給觀眾知道呢？

答案就是藉由「呼吸」來傳達。

能樂的演員在演出時，會在表達高亢情緒的場面中，以激烈紊亂的呼吸來加以區分。

換句話說，就是將臉部的表情、身體的動作，以及其他要削除的東西統統削除，單憑「氣息」表達「生存」。

從這一點來看，能樂或許可以說是「鑽研呼吸的日本人」摸索出來的終極表現形態。能樂的先進描述道：「呼吸改變後，身體的狀況就會改變，心靈改變後，呼吸就會改變。」就如我在研究中闡明的一樣，情動（情緒）這個心靈的骨幹在形成之際，就跟呼吸結為一體了。

總而言之，將無意識被動進行的呼吸如此成功地反映在藝術和文化上的民族，放眼世界也就只有日本人了。我認為日本的傳統文化會發達，就算說是因為人們探求「呼吸」和「生存」的態度也不為過。

而正因為如此，現在的我們才必須守護先人的傳統，從平常就重視呼吸，確實提升「吸氣吐氣之力」和「生存之力」。

從呼吸當中找回「輕鬆生活」

不過遺憾的是，現代日本當中的絕大多數人，就跟忘了「呼吸的重要性」沒什麼兩樣。

前面也提到，現代下至孩童上至老人，短淺呼吸和快速呼吸的人相當多。

也就是說，大家每天被壓力追著跑，被時間追著跑，就在節奏匆忙沒有閒暇的生活當中，養成「淺速呼吸」的習慣。

實際上，年紀輕輕呼吸年齡就已經衰退的人也很多，其中還有不少人平常就在抱怨「喘不過氣」、「呼吸困難」或其他不適。

古代的日本人要是看到「現代人呼吸的方式」，一定會仰天哀嘆吧？

我認為「喘不過氣」會導致「活得難受」。現代的日本感覺像是被周圍匆忙的節奏牽著走，就在充滿壓力之下，自己把自己逼到快要呼吸困難，甚至是「喘不過氣的狀況」。而且，似乎有相當多的人覺得這種「喘不過氣的狀況」讓人「活得難受」。

各位又是如何呢？會覺得每天的生活「喘不過氣」和「活得難受」嗎？

假如稍微有此自覺的話，就必須改變呼吸，找回「輕鬆的生活」。

也就是說，要將「喘不過氣的呼吸」變成「輕鬆吐氣的呼吸」，「活得難受的狀況」變成「活得輕鬆的狀況」。古代的日本人一定也是追求「活得輕鬆的狀況」，盡量從呼吸當中誘發力量。或許活用呼吸力，誘發這份威力，這輩子才能健康地活下去。

所以，現在的我們也必須更努力誘發呼吸力，紮實鍛鍊吸氣吐氣之力和生存之力，將「喘不過氣的人生」變成「活得輕鬆的人生」。

呼吸是建構「人生幸福」所需的「基礎」

呼吸是讓我們的身心確實發揮力量的「基礎」。

任何事情都是如此，是否紮實打好「基礎」，所能發揮的表現就會大為不同。要是沒有紮實打好呼吸這項「基礎」，身心都會動盪不安。假如是選手的話，就一定會懷疑「我真的辦得到嗎」，不安湧上心頭，身體緊張得直打顫，肌肉不能隨心所欲地活動，於是表現就大為遜色了。

另一方面，要是紮實打好呼吸這項「基礎」，身心都會平穩下來，能夠將擁有的力量展現到極致。假如是選手的話，就一定會覺得「自己絕對可以達成目標」，內心擁有堅定的自信，身體的肌肉和關節也是活動自如，能在關鍵場面當中拿出最佳的表現。

所以，為了充分發揮心靈和身體的力量，我們也必須好好調整及穩定呼吸這項「基礎」。

對我們來說幸運的是，這項「基礎」可以藉由訓練來鍛鍊。就如前面的章節介紹的一樣，只要不斷訓練，像是強化呼吸肌，做有氧運動，大口吐氣，出聲唱歌，這項「基礎」就會四平八穩，能夠改變狀態得以深緩呼吸。

一旦呼吸這項「基礎」穩定之後，我們的身心都會擁有餘裕，能夠充分發揮心靈和身體的力量，扭轉方向讓自己和自己的人生更容易成功。

我認為呼吸這股力量，會將一個人的人生帶到更好的方向。

請回顧一下之前描述的內容。

假如呼吸狀態變得更好，不只是身體會變得健康，還可以去除疲勞，化解不適症狀，健康壽命也能輕而易舉大幅延長。而且心靈和情緒也會穩如泰山，遇到關鍵時刻就會激發好勝心，能在工作、運動和其他情境中發揮自己應有的表現，容易獲得更大的成功。

只要能夠改變呼吸，以這種方式過一輩子，那個人的人生當然會變得充實而豐富。

換句話說，妥善調整呼吸這項「基礎」之後，那個人的心靈和身體也會調整妥善，人生也就會變得井然有序了。這道理就在於「調整呼吸之後就會調整身心，調整身心之後就會調整人生」。

人生的光輝取決於「呼吸帶來的生命力」

呼吸就像是「來了又去的潮波」。

這股潮波從出生到死亡之間來了又去，不斷在我們的體內拍打，片刻不得閒。漫長的一生當中必然也會有驚滔駭浪，或是平靜無波。

只不過，假如要將身心保持得更健康，誘發更多身心的力量，最好是盡量將「來了又去的潮波節奏」變得「緩慢而平穩」。而且，這種「優質潮波」能夠持續拍打得多長多穩定，將會大幅改變我們的身心，也會大幅改變我們的人生。

也可以說，人的一生就是由「呼吸潮波」而定。

畢竟，「身體能夠活得多健康」，「心靈能夠活得多健康」，

「能夠活出多長的人生」，「能夠活出多麼充實的人生」，這些也都曾因為潮波的狀態而大幅改變。

真要說起來，人類就是憑著「呼吸潮波」活下去的。所以，我們為了持續活得更長壽，就必須一輩子珍惜這股「生存所需的潮波」。

各位覺得如何呢？各位會珍惜自己體內的「呼吸潮波」嗎？各位會為了在以後的人生中活下去，好好調整「呼吸潮波」嗎？

目前為止，這本書描述的重心，在於呼吸將人類的「生命」大幅改變到什麼地步。

呼吸是為人類的身心注入生命力的泉源。我們每天的生命活動能否大為改觀，是依照自己能將「呼吸帶來的生命力」活用到什麼程度。

我們若要在這個世上生存，讓自己的「生命」散發光輝，就必須做「優質呼吸」誘發許多生命力。

或許「會在意呼吸重要性的人」和「不在意呼吸重要性的人」，將來「散發生命光輝的力量」就會有巨大的差別。

不在意呼吸重要性的人，大概會放著呼吸不管而毫無作為，眼睜睜看著「吸氣吐氣之力」和「生存之力」衰退。

然而，會在意呼吸重要性的人則懂得採取對策，「透過訓練提升呼吸力」。於是就能幫衰退踩煞車，讓「吸氣吐氣之力」和「生存之力」保持提升。

各位已經充分明白呼吸的重要性，也確實了解增進呼吸力的訓練方案。

所以，請各位將先前描述的內容付諸實行，盡量提高「吸氣吐氣之力」和「生存之力」。

再重複一次，呼吸是「來了又去的潮波」。請務必將這股潮波變得溫和、舒暢而美麗。

這麼一來，各位體內的「生命潮波」自然會充滿力量，理應在拍岸之際散發熠熠的光輝。

現在就學習呼吸力充實以後的人生吧。學習呼吸力獲得人生的幸福吧。

各位有沒有妥善調整呼吸，妥善調整身心，讓自己的人生都有生機和健康，直到生命停止的那一天為止呢？

i 健 康 0 4 7

最強呼吸法：穩定情緒、提升免疫力，從呼吸中找回改變人生的關鍵！
すべての不調は呼吸が原因

國家圖書館出版品預行編目 (CIP) 資料

最強呼吸法：穩定情緒、提升免疫力，從呼吸中找回改變人生
的關鍵！/ 本間生夫著 , 李友君譯 . -- 初版 . -- 臺北市：健行文
化出版：九歌發行 , 2020.5
面； 公分 . -- (i 健康 ; 47)
すべての不調は呼吸が原因
ISBN 978-986-98541-7-7(平裝)

1. 呼吸法 2. 健康法

411.12 109004050

作者── 本間生夫
譯者── 李友君
責任編輯── 曾敏英
發行人── 蔡澤蘋
出版── 健行文化出版事業有限公司
台北市 105 八德路 3 段 12 巷 57 弄 40 號
電話／ 02-25776564・傳真／ 02-25789205
郵政劃撥／ 0112263-4

九歌文學網 www.chiuko.com.tw

印刷── 晨捷印製股份有限公司
法律顧問── 龍躍天律師 ・ 蕭雄淋律師 ・ 董安丹律師
初版── 2020 年 5 月
定價── 320 元
書號── 0208047
ISBN── 978-986-98541-7-7